L'Hygiène
DES RICHES

PAR LE

Dr E. MONIN

Secrétaire de la Société française d'Hygiène,
Chevalier de la Légion d'honneur,
Officier de l'Instruction publique.

PARIS
OCTAVE DOIN, ÉDITEUR
8, PLACE DE L'ODÉON, 8

1891

L'HYGIÈNE DES RICHES

DU MÊME AUTEUR

ESSAI SUR LA PATHOGÉNIE DES OREILLONS, thèse de Paris, 1877 (épuisée).

LA PROPRETÉ DE L'INDIVIDU ET DE LA MAISON, 5e édition (couronné par la Société française d'hygiène, adopté par le Ministère de l'instruction publique (1882); traduit en allemand, italien, espagnol, suédois, turc, arménien, arabe, serbe et polonais).

LA CRÉMATION, brochure in-18, précédée d'une lettre du Dr de Pietra Santa.

TRAITEMENT DU DIABÈTE, in-8° de 90 pages, couronné par la Société de médecine d'Anvers.

PROPOS DU DOCTEUR, médecine sociale, in-8° de 324 pages, 2e édition, 1885.

LES ODEURS DU CORPS HUMAIN (un nouveau chapitre de séméiologie), couronné par la Société de médecine pratique, in-16 de 124 pages, 2e édition, 1886 (traductions italienne et anglaise).

LES FIÈVRES EN SOLOGNE, brochure de la Société française d'hygiène, précédée d'une lettre du Dr Burdel (de Vierzon) 1887.

LE JEUNE ET LES JEUNEURS, in-18 jésus de 260 pages (en collaboration avec le Dr Ph. Maréchal), 1887.

LES MALADIES ÉPIDÉMIQUES, hygiène et prévention, in-32 de 175 pages, de la Bibliothèque utile, 1887.

L'HYGIÈNE DANS LA POLOGNE RUSSE (Rapport au ministère de l'instruction publique sur la *Wystawa* de Varsovie), 1887.

L'ALCOOLISME, étude médico-sociale, couronnée en 1888 (préface de Dujardin-Beaumetz), in-18 de 300 pages.

L'HYGIÈNE DE L'ESTOMAC, 4e mille, 1 vol. de 400 p. (O. Doin), préface de Th. de Banville, 1888.

L'HYGIÈNE DU TRAVAIL, 1 volume de 300 pages, avec préface d'Yves Guyot. (J. Hetzel, éditeur, 1889.)

LA SANTÉ PAR L'EXERCICE, préface de Ph. Daryl, 1 vol. de 200 pages, 1889.

JEAN-JACQUES ROUSSEAU HYGIÉNISTE (dans le livre d'or de Grand-Carteret, 1889).

L'HYGIÈNE DE LA BEAUTÉ (formulaire cosmétique); préface de Catulle Mendès, 7e mille. 1 volume diamant de 300 pages

MISÈRES NERVEUSES. 1 vol. de 324 pages. (Ollendorff, éditeur.) 1890, 3e édition.

L'HYGIÈNE DES SEXES. 1 vol. de 315 pages; 3e mille, 1891 (préface de Richepin).

FORMULAIRE DE MÉDECINE PRATIQUE, 566 pages, préface du prof. Peter, 1891. (*Soc. d'édit. scientif.*)

ÉVREUX, IMPRIMERIE DE CHARLES HÉRISSEY

L'Hygiène

DES RICHES

PAR LE

Dr E. MONIN

Secrétaire de la Société française d'Hygiène,
Chevalier de la Légion d'honneur,
Officier de l'Instruction publique.

Sonnet liminaire, par A. Silvestre.

PARIS
OCTAVE DOIN, ÉDITEUR
8, PLACE DE L'ODÉON, 8

—

1891

ÉLOGE DE LA SANTÉ

— Il n'est trésor que de santé !
Aux bien portants la vie est brève,
Si loin qu'ils caressent le rêve
Exquis de la longévité !

Dans l'air pesant de la Cité,
Ce pendant que le pauvre crève,
Le riche, par des soins sans trêve,
Vieillit avec sérénité.

Par ses bons conseils, dans ce livre,
La Médecine apprend à vivre
Bien mieux que la civilité.

Vous dont la fortune est prospère,
Bon estomac de joye est père :
— Il n'est trésor que de santé !

ARMAND SYLVESTRE.

27 mai 1891

AU DOCTEUR MONIN,

bien affectueusement.

A. S.

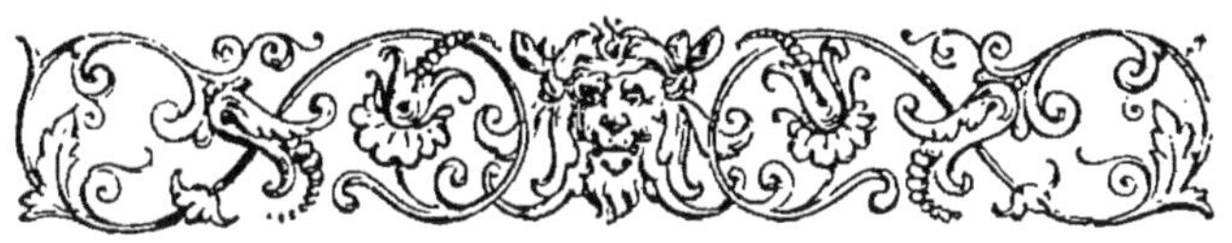

A NOS LECTEURS

L'*Hygiène des Riches* complète la série des ouvrages auxquels vous avez bien voulu faire, depuis quelques années, un si chaleureux accueil. L'auteur a cherché à y mettre au point des notions, fort élevées, d'hygiène et de médecine pratique. Il a besoin aujourd'hui de l'indulgence de son public habituel, car le sujet était pénible et périlleux, tout à la fois.

Persuadé que « ce qui ne peut se dire gaiement n'est pas sérieux », nous avons voulu semer, le plus possible, le long de ces pages, sévères et arides, les éléments littéraires et anecdotiques de l'intérêt :

Qui n'est que juste est dur, qui n'est que sage est triste !

C'est fort ingénieusement que l'on a pu appliquer à l'art du vulgarisateur cette parabole ancienne d'Hippomène et d'Atalante. Atalante faisait égorger tous les prétendants qu'elle gagnait à la course. Le malin Hippomène se munit de pommes d'or, qu'il laissa tomber sur sa route : Atalante se baissa pour les ramasser et le prétendant gagna sa course...

Vendanger les faits et en extraire la pure doctrine; étaler, en pleine lumière, les documents les plus utiles au grand public; le forcer à écouter en notre présence et à réfléchir quand nous sommes parti; — voilà le programme que, pas à pas, nous avons cherché à suivre. Pour cela, il fallait, d'abord, montrer la pratique engendrant la théorie scientifique directrice (ainsi que le demande, à bon droit, Claude Bernard); puis, tirer de cette démonstration un certain nombre d'idées générales, compréhensibles à chacun et capables d'être utilisées comme jalons, sur la grande route de l'hygiène...

L'enrobage littéraire fera-t-il gober la pilule scientifique ? Nous le saurons bientôt. Quoi qu'il en soit, nous avons intitulé ce petit volume : *l'Hygiène des Riches*, parce qu'il expose, plus particulièrement, l'histoire des misères pathologiques qui s'abattent sur les favorisés de la fortune.

Nul ne l'a dit mieux que Richardson : « An ounce of prevention is better than a pound of cure. » Nous avons fait, pour cette raison, au régime et à la prophylaxie la plus large part de ces pages... Les sujets affligés de *morbi dominorum*, et tous les diathésiques, en général, doivent, en effet, compter davantage sur l'hygiène que sur la thérapeutique proprement dite avec toutes ses formules (*quoique les nôtres soient, avec soin, triées sur le volet*).

Malheureusement, comme l'a écrit Jean-Jacques : « Quand on a gâté sa constitution, on la veut rétablir *par des remèdes ;* au mal qu'on sent, on ajoute celui qu'on craint ; la prévoyance de la mort la rend horrible et l'accélère ; plus on la veut fuir, plus on la sent ; et l'on meurt de frayeur durant toute sa vie, en murmurant contre la Nature des maux qu'on s'est faits en l'offensant. »

Paris, le 15 mai 1891.

40, *rue du Luxembourg*

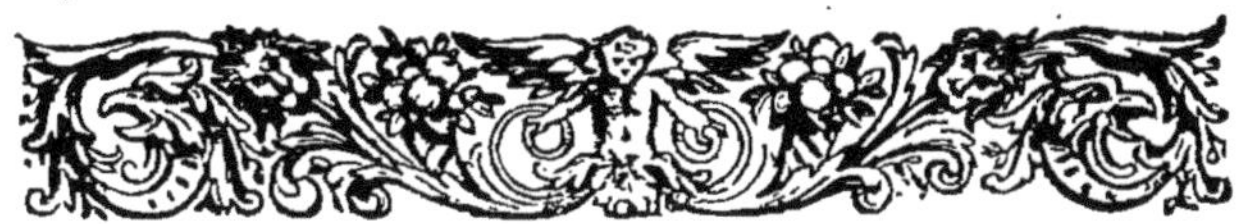

TABLE DES CHAPITRES

SONNET LIMINAIRE, par A. Silvestre. . . . V

A NOS LECTEURS VII

CHAPITRE I. — *Comment vivre vieux.* — L'homme ne meurt pas, il se tue. — Conditions physiologiques et hygiéniques de la longévité. — L'appétit de la vieillesse. — Le régime de Celse. — Les maladies de richesse.— Leur genèse, leur prévention. — *Non est vivere, sed valere, vita* 1

CHAPITRE II. — *De l'indigestion.* — Ses causes. — Ses symptômes. — Sa gravité possible. — Son traitement. — Le syrmaïsme chez les anciens. — Formules contre l'embarras gastrique 15

CHAPITRE III. — *Les maux d'estomac.* — Les gros mangeurs. — Dyspeptiques et gastralgiques. — On mange trop et trop vite. — La boulimie et ses remèdes. — L'estomac pendulaire. — Méthodes efficaces de traitement. — La dilatation et l'ulcère. — Dangers du lavage gastrique. — Le vertige stomacal. — Le hoquet, causes et traitement.— Formules variées. 23

CHAPITRE IV. — *La disposition aux congestions.* — Hygiène des pléthoriques.— Saignée et diète.— Régime rafraîchissant ou relâchant : en quoi il consiste. — Eloge des boissons chaudes. 41

CHAPITRE V. — *Congestion cerébrale et apoplexie.*— Le coup de sang. — Ses causes. — Ses symptômes. — Les abus de la table. — Traitement de l'apoplexie. — Le régime et l'hygiène des cérébro-congestifs. 48

CHAPITRE VI. — *De l'arthritisme.* — Sa définition et ses limites. — La médication alcaline. — Le rhumatisme aigu et subaigu. — Son traitement par les agents physiques, le massage, les frictions, l'électricité. — L'hygiène du rhumatisant. — Le rhumatisme et les abeilles. — Médications dangereuses . . 56

CHAPITRE VII. — *La goutte.* — Le type des maladies des classes dirigeantes. — Causes et genèse de la goutte. — Sédentarité et gourmandise. — L'accès et l'attaque. — Les concrétions tophacées. — La goutte compliquée, larvée et anormale. — La sciatique. — Traitement de la goutte. — Le régime alimentaire. — La vie active. — L'hygiène de la peau. — Les médicaments anti-goutteux. — L'électricité. — Ecueils à éviter 78

CHAPITRE VIII. — *La gravelle.* — Graveleux célèbres. — La colique néphritique.— L'hygiène de la gravelle urique. — Un mot sur la phosphaturie et l'oxalurie. 103

CHAPITRE IX. *La migraine.* — Sa parenté avec les maladies arthritiques. — Causes et symptômes. — Formes bénigne et grave. — Idiosyncrasies migraineuses.

Action favorable du végétarisme. — L'hygiène des migraineux. — Formulaire de l'arthritisme . 111

Chapitre X. — *Les affections du cœur*. — Leur gravité. — Leurs résultats. — Leur genèse. — Rhumatisme aigu, arthritisme et athérome. — Influences morales. — Influences gastriques. — L'hygiène et la médication cardiothérapiques 129

Chapitre XI. — *L'angine de poitrine*. — Gravité symptomatique de cette affection. — Causes prédisposantes et déterminantes. — Traitement. — Quelques formules pour le cœur 137

Chapitre XII. — *De l'asthme*. — Tableau de la crise asthmatique. — Causes et traitement 147

Chapitre XIII. — *L'engorgement du foie*. — Origines et symptômes. — Congestion veineuse abdominale. — Hémorroïdes. — Hygiène et traitement des hémorroïdaires. — Méthode décongestive du système porte. — Traitement indispensable de la constipation 157

Chapitre XIV. — *La jaunisse*. — Ses causes. — Ses symptômes. Traitement et hygiène des bilieux. — Eaux minérales et cure de raisin. — Formules. 167

Chapitre XV. — *Les coliques hépatiques*. — Leur genèse. — Calculs biliaires. — Traitement de la crise et de l'état général. — Ordonnances 175

Chapitre XVI. — *L'obésité et son traitement rationnel*. — La médication et le régime des polysarciques. — Une méthode héroïque et dépourvue de tout danger 183

CHAPITRE XVII. — *Le diabète et son traitement.* — Méthodes à rejeter. — Hygiène et régime des diabétiques. — Détails de cuisine. — Règles de vie. — Médications et médicaments. — Traitements des formes, des symptômes et des complications. — Formules. 191

CHAPITRE XVIII. — *De l'albuminurie.* — Son tableau morbide. — Ses causes. — Son traitement médicamenteux et hygiénique. — Régime de l'albuminurique amélioré déjà par le lait. — Médications diverses préconisées par les auteurs. — Indications et *desiderata* thérapeutiques 209

CHAPITRE XIX. — *Le cancer.* — Tableau morbide. — Essence de la maladie. — Hérédité, fréquence croissante. — L'aboutissant de l'arthritisme. — Conséquences thérapeutiques. — Formules pratiques 227

CHAPITRE XX. — *Le lymphatisme.* — Un point de contact entre la pathologie de richesse et celle de misère. — Eradication possible de la diathèse. — Hygiène de l'enfance. — Médication anti-lymphatique . . 237

CHAPITRE XXI. — *L'eczéma et sa diathèse.* — Encore une branche de l'arthritisme. — Les candidats à l'eczéma. — Méthode efficace de traitement. — Médications locale et générale. — Formules. — L'acné 245

CHAPITRE XXII. — *L'urticaire.* — Ce n'est que le reflet de la dyspepsie. — Aliments incriminés. — Urticaire infantile. — Forme interne. — Forme spasmodique. — Forme *a frigore.* — Hygiène et traitement *curatif.* 266

CHAPITRE XXIII. — *Les clous.* — Leur genèse anatomique. — Furoncles et anthrax. — Leur gravité possible. — L'orgeolet. — Traitement général et local de la furonculose 273

CHAPITRE XXIV. — *Les aphtes.* — Leur origine arthritique et dyspeptique. — Traitement et précautions d'hygiène 281

CHAPITRE XXV. — *De l'exercice dans les maladies de richesse.* — Le climat. — Revue des exercices les meilleurs pour les diverses *morbi dominorum.* — Importance du mouvement à l'air libre. 287

CHAPITRE XXVI. — *Les bains d'étuves.* — Leur utilité dans l'arthritisme.—Etuves sèches ou humides? 294

CHAPITRE XXVII. — *La médication par le lait.* — Ses nombreux rôles. — Ses importants services. — Indications du régime lacté. — Expédients auxiliaires de la méthode et aliments transitoires 302

CHAPITRE XXVIII. — *Le sommeil.* — Hygiène de la nuit. — Hygiène du lit et de la chambre à coucher. — Comment bien dormir. — Guérison de l'insomnie 310

CHAPITRE XXIX. — *L'épuisement nerveux ou neurasthénie.* — Ses causes. — Ses caractères. — Son traitement. 325

CHAPITRE XXX. — *L'hygiène des nerveux.* — Place à la diététique et aux agents physiques ! — Les grandes lignes du régime. — Préceptes à suivre pour guérir du nervosisme. 332

CHAPITRE XXXI. — *Les empoisonnements volontaires.* —

Morphinomanes, cocaïnomanes, alcooliques, éthéromanes, etc. 340

CHAPITRE XXXII. — *L'âge et les maladies.* — Tableau des prédispositions morbides suivant les âges. — Ephémérides médicales de la vie. — Conclusion finale 348

HYGIÈNE

DES RICHES

CHAPITRE I

COMMENT VIVRE VIEUX ?

C'EST la question favorite que se posent, sans cesse, à eux-mêmes, les riches, les heureux du monde; ils veulent jouir le plus longtemps possible, et cela se conçoit, des faveurs que leur a octroyées dame Fortune. Pour eux, la forme la plus claire du Progrès, le but suprême de l'hygiène, le résumé de la science, résident dans l'éloignement de la vieillesse, et dans la possibilité de vivre bien portants et longtemps.

L'hygiène (vous le savez tous, chers lecteurs) est le véritable élixir de longévité, en vain cherché, durant des siècles, par tous les alchimistes; elle est le remède, unique et souverain, contre les imminences morbides. C'est surtout par les progrès de notre science, que la moyenne vitale a pu se doubler, depuis un siècle.

L'homme est incontestablement constitué pour vivre plus longtemps qu'il ne vit d'ordinaire : « Il ne meurt pas, il se tue, » disait déjà Sénèque à son ami Lucilius. Flourens, l'auteur d'un remarquable traité de *la Longévité humaine*, donnait, pour fixer la durée possible de la vie animale, les indications suivantes : la soudure des os étant faite, la croissance est terminée. Multipliez par cinq l'âge de la croissance accomplie : vous obtenez ainsi l'âge de la durée totale de la vie. Chez l'homme, la soudure des os n'ayant point lieu avant vingt ans, la vie devrait, idéalement, durer jusqu'à cent ans. Et pourtant, aujourd'hui, comme aux temps de Buffon et de Fontenelle, cent ans, c'est bien le gros lot de la vie! L'Italie, d'après M. Corradi, ne compte guère que 3 centenaires sur 100,000 âmes, et nous croyons que l'Italie est encore bien partagée sous ce rapport.

Pétrarque écrivait à son ami Boccace qu'il n'y avait rien de changé, depuis longtemps, dans la durée de la vie humaine. Il lui citait un passage de Moïse où il est dit que « si quelqu'un, parmi les plus forts, arrive à quatre-vingt-dix ou cent ans, ce sont années de peines et de douleurs ». Il comparait la vieillesse à une boutique où tous les maux de l'humanité se donnent rendez-vous. Il rejetait, avec raison, toutes les panacées, recettes bizarres, électuaires merveilleux, prescrits par les empiriques de son temps, pour la prolongation de l'existence.

Les esprits les plus distingués, en effet, ont cru trouver, parfois, en dehors de l'hygiène normale, et même de la raison pure, les plus infaillibles systèmes de macrobiotique. Bacon pensait que le chaud et l'humide constituaient la vie : pour les maintenir intacts, il conseillait d'enduire la peau d'embrocations huileuses, de prendre des lavements fréquents et du sel de nitre à l'intérieur. Cardan (1552), philosophe non moins célèbre, ayant trouvé que le mouvement et la chaleur détruisaient la vie, conseillait tout bonnement, pour vivre vieux, de bouger le moins possible et d'imiter les arbres ! ! Valli, dans le but de retarder l'ossification, ordonnait l'abstinence du pain, de la viande et de tout ce qui peut renfermer du phosphate de chaux, ainsi que l'usage interne de l'acide oxalique, qui attaque et ramollit le système osseux.

Hufeland, pour retarder la consomption vitale, aimait à recommander ce procédé *schoking*, renouvelé du roi David et de la belle Sulamite. Il fallait, d'après lui, coucher avec des jeunes gens, ou mieux des jeunes filles, dont le parfum de viande fraîche prolonge les jours : « *L'haleine de l'innocence*, disait-il, contient une matière merveilleuse, ou un *elixir vitæ*, plus précieux mille fois que *l'or potable*. » A ce propos, un profane du temps, nommé Savaresi, écrivit à Hufeland, d'une plume sceptique : « Croyez-vous, véritablement, que la transpiration d'un Ganymède, ou même d'une Cléopâtre, agisse d'une autre façon que la simple vapeur d'eau chaude ?... »

Avec l'hygiène, c'est évidemment l'hérédité, qui joue le plus grand rôle dans les phénomènes longévitaux. Chevreul comptait, parmi ses ancêtres, plusieurs nonagénaires. « On naît avec une disposition à vivre vieux, comme on naît avec une disposition à atteindre une haute taille, » ainsi que l'exprime excellemment le professeur Corradi...

C'est parce que le beau sexe enfreint beaucoup moins les règles de l'hygiène applicables à la vieillesse, que les femmes s'approchent, plus que les hommes généralement, de la vie séculaire, et la dépassent encore plus souvent qu'eux.

Appliquons-nous donc tous à bien vieillir, puisque vieillir (selon le mot si fin du bon Auber), vieillir est encore le seul moyen pratique que l'on ait trouvé pour vivre!

Or, l'hygiène de la vieillesse commence, pour ainsi dire, avec le maillot :

> Quand on perd son avril, en octobre on s'en plaint,

chantait notre vieux poète Ronsard. Tous les

physiologistes ont observé que les centenaires brillent par une parfaite unité de vie, et une régularité constante d'habitudes.

Quelle somme importante de vérité ne représente point ce simple tercet, inscrit par Victor Hugo sur les murs de Hauteville-House :

Lever à six, dîner à dix,
Souper à six, coucher à dix,
Fait vivre l'homme dix fois dix !

Chacun est sa Parque à soi-même et se file sa vie (Joubert) ce théorème est incontestable, pour qui raisonne de bonne foi.

Si nous voulons éviter que la vieillesse soit pour nous (ce qu'elle est trop souvent, hélas !) une véritable maladie, il faut renoncer à nos infractions constantes à l'hygiène et modérer l'intensité ardente de notre vie à la vapeur, afin d'en allonger la durée. Dès que nous nous trouvons du côté du versant occidental de l'existence, efforçons-nous donc de côtoyer, de plus près, l'hygiène rationnelle. Recherchons l'air pur et la lumière vivifiante du soleil ; fuyons les vicissitudes de l'atmosphère, les logements bas et humides, les professions insalubres, les écarts de régime, les émotions du jeu et de la politique. Abstenons-nous des veilles et des fatigues physiques et morales exagérées ; arrangeons-nous pour avoir l'esprit calme, le ventre libre, le cœur gai, la conscience tranquille et contente (c'est dans ce sens que l'on a pu dire que la bonté est un élément de la longévité).

Évitons l'abus du tabac, et souvenons-nous que Pflüger, dans une statistique de quatre cents centenaires, déclare n'avoir rencontré qu'un seul fumeur sérieux [1].

Garder une juste mesure en toute chose, ce n'est guère, n'est-ce pas? le programme de la jeunesse. C'est pourtant celui qui est nécessaire pour vivre vieux. Se lever tôt et se coucher tôt, manger à des heures régulières, se garer autant que possible des brutalités météoriques : voilà d'indispensables conseils pour vivre vieux.

Certains auteurs prétendent aussi qu'il faut être pauvre pour devenir centenaire : sur les 83 centenaires français *authentiques* reconnus

[1] A ce propos, nous pensons, avec Bouchardat, que des observations de centenaires, avec renseignements exacts et circonstanciés, offriraient une réelle utilité pratique.

par le dernier recensement, il y avait, paraît-il, 22 *indigents*, et 14 seulement jouissaient d'une certaine fortune. Il est incontestable (et tout le monde comprendra pourquoi, surtout lorsqu'on aura parcouru cet ouvrage), il est incontestable que la richesse tend à la santé de sérieuses embûches. L'argent, comme l'a dit Dumas, est un bon serviteur et un mauvais maître. Mais si la statistique des centenaires est moins favorable aux riches, cela ne tient-il pas aussi un peu, à l'infinie supériorité numérique des pauvres ?

Toutefois, l'aisance moyenne, l'*aurea mediocritas* du poète, est assurément pour l'hygiéniste pratique, la meilleure plate-forme d'une longévité probable. Car le métier d'oisif est fort insalubre en réalité. En France, d'après les calculs de Levasseur, nous aurions, paraît-il, (et cela est bien peu) *une chance sur* 18,800 de devenir centenaires, c'est-à-dire de tirer le gros numéro à la tombola de l'existence.

Continuons nos préceptes d'hygiène pour atteindre ce but, que nous souhaitons à tous nos lecteurs. La sobriété et la tempérance, « cette médicine la plus seüre et qui faict vivre le plus longuement, » doivent surtout être de mise. Lorsque blanchissent nos tempes, que nos appétits blanchissent aussi en même temps : évitons les indigestions et soignons les moindres dérangements survenus dans notre santé ; renonçons aux fonctions qui ne sont plus de notre âge ; ayons toujours les yeux fixés sur l'axiome antique, sévère, mais juste : « *Dux malorum fœmina.* » Evitons avec soin les courants d'air et les refroidissements ; faisons la toilette minutieuse et fréquente de notre peau ; car c'est par elle, surtout, que nous vieillissons. Tel est le code de santé susceptible, selon le mot de Montaigne, de donner *l'appétit de la vieillesse*, parce que c'est lui qui, en réglant normalement la vie, est le plus sérieusement capable d'en assurer la prolongation. Telle faute contre lui, sans importance pour un jeune homme, même délicat, devient fatale au vieillard le plus vert. C'est pour cela que le malin Arouet disait qu'il ne savait rien de plus ridicule qu'un médecin qui ne meurt pas de vieillesse !

Il est très important aussi, pour celui qui tient à l'existence, d'habiter un pays où la police sanitaire soit en honneur et les maladies épidémiques à leur *minimum*. Nous ne connaissons pas encore celui que rêvait Méry, lorsqu'il disait :

S'il était un pays où l'on vécût toujours,
J'irais, avec plaisir, y terminer mes jours?

Mais nous savons que, parmi les grandes villes d'Europe, par exemple, c'est Genève qui est la plus salubre. La mortalité n'y est que de 17 pour 1000; Edimbourg arrive à 18, Paris à 21, Londres à 25, Berlin à 35, et Pétersbourg à 47...

Mais, la vie à la campagne est encore la meilleure pour celui qui rêve comme objectif de devenir centenaire. Nous l'avons dit ailleurs : les mouvements incessants des couches atmosphériques, l'intensité des phénomènes électriques et lumineux, et par-dessus tout, la bienfaisante action d'épuration qu'exerce une végétation luxuriante, ainsi que l'absence du *miasme humain*, mortel à l'homme des villes, — donnent à l'habitation rurale des qualités vivifiantes proverbiales [1]. Nos organismes y trouvent la stimulation fonctionnelle et le perfectionnement nutritif : la longévité est le pri-

[1] Voir notre ouvrage : *La Santé par l'Exercice*.

vilège du campagnard. L'homme des villes doit forcément se contenter du *Kurtz und gut* du poète allemand, et en faire (qu'il le veuille ou non) la devise de sa vie.

Du pain bis trempé dans un air pur, vaut mieux, comme on l'a dit, pour le sang, que le meilleur bifteck mangé dans l'air, cent fois ruminé, d'une grande ville. La fabrication du sang, l'*hématopoïèse*, est, suivant Peter, la suprême fonction de l'animalité. Appliquons-nous donc à donner au sang la vigueur vitale la plus grande. La vie active à la campagne est ainsi le meilleur contre-poison de la profession peu salubre, de rentier.

Quant à notre manière de vivre, soyons sobres, mais, comme le veut Jean-Jacques, *avec sobriété*. Le meilleur régime pour vivre longtemps est encore celui que formulait si bien Celse, 50 ans avant J.-C. : ne s'abstenir entièrement d'aucune chose ; se permettre même, à l'occasion, certaines infractions aux lois de la tempérance, mais vivre habituellement dans la modération. Ne veillons donc point trop dans l'hypnotisme de notre chère santé, sous peine de ressembler à ces avares, qui couvent leurs trésors au lieu d'en jouir! Suivons la méthode hygiénique de Celse; elle a eu deux admirateurs passionnés : le chancelier Bacon, et, de nos jours, le docteur Charles Robin. Cette méthode, qui a toute notre approbation, se résume dans la formule suivante : Combiner les contraires, alterner les extrêmes, en se portant toujours vers l'extrême le plus doux. Demi-veilles, suivies de sommeils prolongés, mais en insistant sur ces derniers; excès, puis sobriété dans le boire et le manger, mais plutôt sobriété; vie active et vie sédentaire, mais plutôt active. Ce système tient en éveil la vigueur physico-morale, équilibre le système nerveux et le système nutritif, sollicite une crase sanguine plus favorable (fouette le sang, comme on dit vulgairement) et entraîne, en quelque sorte, l'organisme, sans le surmener. Il n'y a que les tempéraments exceptionnellement délicats qui se trouvent bien des régimes d'abstinence à la Cornaro!

L'histoire des doctrines médicales est celle du serpent qui se mord la queue. Jadis, tout fut alcali, phlogistique, esprits vitaux, irritation, cellule : aujourd'hui, tout est *microbes*. Nous avons essayé déjà de réagir contre ces exagérations doctrinales, si nuisibles aux médecins...., et surtout aux malades [1]. Aujourd'hui, en étudiant les maladies *de richesse*, (c'est-à-dire celles que le pauvre n'a pas les moyens de se procurer, celles qui procèdent d'un excès nutritif, diamétralement opposées aux *maladies de misère*), nous pouvons, heureusement, nous cantonner strictement dans des questions d'hygiène et de thérapeutique usuelles. Toutes ces maladies, en effet, sont celles de l'individu, tandis que les maladies aiguës sont celles de l'espèce. Le trouble nutritif est le lien naturel qui anastomose, en quelque sorte, les états morbides chroniques : c'est lui qui nous rend compte de tous les emprunts, remplacements et permutations des diverses *diathèses*, dont Sydenham disait avec raison : « *Morbi acuti Deum habent auctorem : chronici ipsos nos.* » Ce que l'on peut traduire : Les maladies du travailleur viennent du dehors, celles du rentier viennent du dedans.

[1] Voir la *Préface* de notre *Formulaire* (*Avis aux lecteurs*).

Montrer comment nous sommes fautifs, lorsque nous nous adonnons à la surabondance alimentaire; comment nous laissons, nonchalamment, accumuler, dans nos tissus vitaux, des produits cadavériques, toxiques et traumatiques pour ces tissus; formuler, enfin, la médication désassimilatrice, c'est-à-dire celle qui agit plutôt parce qu'elle emporte que par ce qu'elle apporte, — tel est le but de ce petit ouvrage.

Littré a comparé la nutrition à une toile de Pénélope, trame toujours sur le métier qui ne subsiste qu'à la condition d'avoir ses fils incessamment renouvelés. L'*Hygiène des riches* qui est celle de la nutrition, montrera, à toutes les pages, comment l'on peut, rationnellement, conserver intact « cet usufruit d'un agrégat moléculaire » qui constitue la vie. Et en disant la vie, on sait que nous pensons comme le poète ancien :

« Multum decipiturque fallitur que :
« Non est *vivere*, sed *valere*, vita. »

CHAPITRE II

DE L'INDIGESTION

L'indigestion, ce trouble subit, cet arrêt passager de l'acte digestif, reconnaît un grand nombre de causes diverses. La simple impression subite du froid ou du chaud, la tension intellectuelle après le repas, certains mouvements anormaux du corps, tels que ceux qui résultent de la balançoire, des chevaux de bois, de la danse, du voyage en chemin de fer, etc., suffisent pour déterminer l'indigestion. Elle est fréquente dans le grand âge, à cause du défaut d'activité de la nutrition en général : chez le vieillard, l'appétit diminue, tandis que les sécrétions salivaire et gastrique se tarissent, et que la vigueur musculaire des tuniques de l'estomac (dont la mission est de bousculer, de brasser le bol alimentaire) déchoit à son *minimum*. Voilà les causes intimes de la langueur et de l'inaptitude digestives de la vieillesse. En vain, s'écrie justement Peter, en vain essayez-vous de raviver la fonction éteinte : l'indigestion est au bout de vos tentatives malavisées!

L'action de manger trop vite et l'absence de dents, en rendant incomplète la mastication, adressent à l'estomac des substances imparfaitement triturées, insuffisamment insalivées, que cet organe est, dès lors, impuissant à transformer en chyme. Les aliments deviennent ainsi, pour lui, autant de corps étrangers, dont il lui tarde de se débarrasser par le vomissement. Un état nerveux, résultant d'excès vénériens ou autres, une émotion vive, une contrariété soudaine, arrêtent également la digestion, à la faveur probable d'une inhibition sécrétoire. C'est ainsi qu'agiront aussi le travail après le repas, une vue antipathique (un cheveu, une mouche dans un plat), ou même l'invincible souvenir d'un objet dégoûtant..... Enfin, il existe à l'indigestion des causes mécaniques : un corset trop serré, un travail capable de comprimer l'épigastre, peuvent la provoquer par une sorte de pression évacuatrice.

C'est parmi les causes mécaniques qu'il nous faut ranger l'abondance ou l'excès des aliments et des boissons; les gourmands qui se gorgent de vins et de victuailles paralysent les parois de leur estomac, à force de les distendre : le suc gastrique devient impuissant à secouer l'inertie digestive, chez ces sujets coutumiers d'abuser ainsi de leur ventre; et, comme l'a dit Raspail : l'indigestion du riche venge la faim du pauvre!

Nous ne nous étendrons pas sur les différences à établir entre les aliments indigestes et les aliments digestifs : tous ceux qui ont lu notre *Hygiène de l'Estomac* savent à quoi s'en tenir sur ces distinctions, purement théoriques, souvent même arbitraires. L'indigestion peut, toutefois, être causée par des aliments de mauvaise qualité : mais alors, elle retombe dans la catégorie des empoisonnements. L'ingestion abondante de liquides et la brusque déglutition d'une glace ou d'un liquide très froid sont, chez certains sujets, susceptibles d'empêcher l'acte digestif d'arriver à ses fins et de le paralyser, en quelque sorte.

Quelques heures après le repas, le malade ressent comme un poids gênant et lourd à l'estomac. Cette sensation devient douloureuse. et s'accompagne d'anxiété, d'étourdissements, de vertiges. Bientôt, l'éructation, ce vomissement gazeux, et le hoquet, spasme diaphragmatique, se présentent, en avant-coureurs de l'indigestion. Le malaise oppressif tient au refoulement du diaphragme par l'estomac dilaté : les palpitations, les sueurs froides, les maux de tête et les coliques accompagnent les nausées, pour indiquer une participation presque générale de l'économie aux troubles gastriques.

Le vomissement, acte réflexe provoqué surtout par les contractions des muscles ambiants, expulse les aliments plus ou moins altérés. Il est suivi d'un soulagement indicible. Parfois, l'indigestion est aussi *intestinale*, se traduisant alors par de la diarrhée. Toutes ces indispositions se guérissent, habituellement, en quelques heures, ne laissant derrière elles qu'un peu de courbature, de l'inappétence et de la soif, avec langue blanchâtre et bouche légèrement amère, par suite des mouvements de la bile.

Les choses ne marchent pourtant point toujours ainsi. L'indigestion va parfois jusqu'à la syncope et au coma, se confondant presque avec l'apoplexie. Cela a surtout lieu chez les convalescents, les cérébraux, les cardiaques. Chacun sait que, dans l'enfance, il n'est point rare de voir apparaître, à cette occasion, des convulsions plus ou moins graves.

Dans le traitement de l'indigestion, il faut chercher, tout d'abord (par le café alcoolisé, le thé à la fleur d'orange, l'eau de seltz additionnée d'eau de mélisse, etc.), chercher à arrêter la marche des accidents. Si l'on ne pense point y réussir, on facilitera le vomissement par la titillation de la luette, la poudre d'ipéca dans de l'eau tiède, et au besoin la sonde ou la pompe stomacales. C'est surtout dans le cas de soupçon d'un empoisonnement alimentaire (champignons, conserves, charcuterie, sels de cuivre ou de plomb) qu'on aurait tort de reculer longuement devant ces moyens de déplétion gastrique expéditive.

Sous ce rapport, nous sommes (heureusement !) moins courageux que nos ancêtres les Romains. On sait que, pour éviter l'indigestion et, tout à la fois, pour satisfaire une incroyable gloutonnerie, ces maîtres du monde avaient inventé la dégoûtante pratique du *syrmaïsme*. Les Français les plus *décadents* n'en sont pas encore arrivés à remplir le programme cicéronien : manger pour vomir et vomir pour manger; quitter la table le ventre plein, vider son estomac et revenir l'emplir de nouveau. C'est grâce au syrmaïsme, que les patriciens, stigmatisés par Sénèque et par Juvénal, réussissaient à engloutir les menus effrayants des Apicius, des Lucullus et des Lentulus, et se livraient, vingt-quatre heures durant, à ces travaux d'Hercule (ou plutôt de Pantagruel), dont le *triclinium* antique offrait le dégradant spectable.

Malgré leur corruption proclamée, les races civilisées d'aujourd'hui n'en sont point là. La plupart considèrent plutôt l'indigestion comme une messagère providentielle, chargée d'avertir nos estomacs et de leur faire de la morale : ceux qui s'indigèrent ou s'enivrent, a dit un prince de la science gastronomique, ne savent ni boire ni manger.

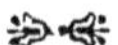

TRAITEMENT DE L'EMBARRAS GASTRIQUE

Ipéca stibié. Donner des purgatifs salins si le vomitif n'a pas suffi. Diète absolue.

LIMONADE DE BOUCHARDAT

℞ Eau pure.	1	bouteille.
Acide nitrique.	6	grammes.
Bicarbonate sod	4	—
Phosphate de soude	50	—

M. (bouteille ficelée).
Par verrées.

PILULES AMÈRES DE GALL

℞ Extrait de rhubarbe . . .	} ââ 3	grammes.
— de trèfle d'eau. . .	}	
Poudre d'aloès	2	—
Poudre de rhubarbe	Q. S.	

F. S. A. pilules de 15 centigr. 3 par jour.

PILULES DE THIBAULT

℞ Euonymine.	0 gr. 05
Extrait de jusquiame	0 — 05

M. S. A. pour une pilule (2 par jour).

EMBARRAS GASTRIQUE BILIEUX (Monin).

℞ Poudre d'aloès		4 gr.
—	de sulfate de quinine	1 — 50
—	de quassine amorphe	1 —
—	de bioxyde de manganèse	0 — 50

F. S. A.

Seize cachets, un matin et soir, aux repas.

CHAPITRE III

LES MAUX D'ESTOMAC

Il y a bien des variétés de souffrances de l'estomac, et chacun se fait, pour ainsi dire, à soi-même, sa propre *dyspepsie*. Mais les formes que nous avons le plus souvent, à soigner, dans la pratique, sont les formes flatulente, gastralgique (crampes d'estomac), la dyspepsie des liquides, la dyspepsie acide.

Les gros mangeurs arrivent graduellement à mal digérer, par suite de la distension habituelle qu'ils imposent à leur estomac; celui-ci devient, peu à peu, une poche inerte, incapable de réaction en présence des aliments. En dehors des gros mangeurs, la dilatation de l'estomac s'observe surtout chez les *herpétiques* (dartreux, eczémateux) qui semblent offrir une laxité anatomique particulière des tuniques gastriques. Chez ces malades, l'anémie et la cachexie surviennent, d'ailleurs, très rapidement, si l'on n'institue pas, de bonne heure, un régime rationnel et un traitement approprié : *Gaster est sentina omnium malorum* (Van Helmont).

Dans la gastralgie, on voit s'ajouter aux divers troubles digestifs (nausées, vomissements, soif, aigreurs, perversions du goût, constipation), des accès plus ou moins douloureux (crampes d'estomac), qui se calment par une pression, douce et graduelle, avec la paume de la main, — à l'inverse des coliques hépatiques, que cette pression exaspère. — L'abus de l'alcool et l'alimentation épicée constituent peut-être les causes les plus fréquentes de gastralgie.

La dyspepsie acide est également capable d'entraîner des douleurs plus ou moins vives au creux de l'estomac et dans la région des fausses côtes. C'est cette forme qui s'accompagne, d'ailleurs, le plus volontiers, d'insomnie et de *spleen*. Quatre heures environ après le repas, les malades se plaignent d'éructations et de régurgitations, ordinairement aigres et brûlantes, avec une impérieuse sensation de fausse faim et une soif également très vive. Nous combattons, avec succès, cette variété de maux d'estomac (fréquente surtout chez les gros mangeurs de viande) en administrant au malade, de cinq en cinq minutes, une pastille de bicarbonate de soude comprimé (environ 50 centigrammes), jusqu'à neutralisation des acidités et cessation complète de la douleur. Nous conseillons, en même temps, au malade de mitiger son régime carné par le lait et les végétaux frais.

Et surtout, répétons-le toujours : appliquons-nous à manger lentement. Imitons (en cela seulement) l'empereur Tibère, qui nous paraît avoir été un hygiéniste consommé. Tibère mâchait longuement ses aliments, les triturait, les ruminait, pour ainsi dire... Son beau-père Auguste ne l'appelait, pour cette raison, que *vir lentis maxillis*. « Bien marcher et bien mâcher, disait Bosquillon : voilà le secret pour vivre longtemps. »

Les *boulimiques* sont des malades affligés

d'une faim excessive, vorace, canine : parfois, la cause en est *vermineuse;* parfois elle est névropathique, et alors elle s'accompagne, habituellement, de dépravation de l'appétit. Les boulimiques sont sujets à des vomissements quotidiens et à une diarrhée permanente : c'est ce qui nous explique leur maigreur habituelle. Lorsque ces malades succombent (ce qui n'est pas très rare), l'autopsie révèle un estomac d'une amplitude démesurée et un intestin assez analogue à celui des carnivores. Le meilleur remède de la boulimie, c'est l'opium : au moment des fringales, le malade prend, sur du sucre, une à deux gouttes de laudanum de Sydenham. On ajoute à ce traitement l'hydrothérapie méthodique et l'usage de la bière en mangeant.

Lasègue a écrit quelque part : « Les rhumatisants ont l'estomac pendulaire. » Et en effet, nous avons assez souvent soigné la boulimie chez les arthritiques.

Les sujets qui digèrent mal doivent proscrire de leur régime les crudités et les acides; ne pas manger de fruits crus (nous n'excepterons même pas le raisin) ; cesser l'usage des liqueurs et du vin pur ; éviter les travaux excessifs de l'esprit ; observer la plus grande régularité dans les repas ; remplacer le pain frais par le pain grillé et ne jamais boire d'eaux gazeuses. Les dyspeptiques devront mâcher avec soin (et recourir, si besoin est, à la prothèse dentaire) ; leur repas du soir sera très léger. La liberté du ventre sera entretenue journellement par les lavements d'eau froide. Un exercice modéré, au grand air, est indispensable, surtout après les repas. L'usage du tabac à fumer devra être très modéré. En outre, l'homme qui veut dîner et digérer son dîner doit, comme le dit Munaret, laisser ses sollicitudes à la porte de la salle à manger.

La dyspepsie atonique et flatulente se guérit par la méthode suivante. Le matin, on prend une tasse de lait, additionnée d'une cuillerée à soupe d'eau de chaux médicinale. Avant chaque repas, huit gouttes d'un mélange à parties égales de liqueur de Fowler et de teinture de Baumé. Voilà pour les médicaments. Au déjeuner, on boira une tasse de thé très chaud, additionné d'une petite pincée de benzoate de soude ; au dîner, deux verres de stout, coupé avec un verre d'eau alcaline non gazeuse. Les aliments à préférer seront : le thé de bœuf, les œufs mollets, les biscuits anglais salés et les grissini (digestifs grâce à la dextrine et aux peptones développés par la torréfaction) ; la cervelle de veau, les pieds de veau et de porc, le poulet bouilli, le rosbif froid, le macaroni au gratin, le risotto à la milanaise, le maigre de jambon fumé, avec un peu de purée de pommes de terre. Il faudra éviter les fromages, les graisses et surtout les potages trop liquides, pour lesquels (Chomel l'avait déjà remarqué) les atoniques de l'estomac possèdent une apepsie invincible. Les lourdeurs après le repas seront combattues par les frictions alcooliques et le massage, et par l'usage de dix à quinze centigrammes de poudre de Dower (préparation à base d'ipéca et d'opium). Chez les anémiques, les névropathes et les convalescents, le séjour à la campagne, à la mer, ou dans une station hydro-minérale, pendant la belle saison, corroborera étrangement les effets favorables du traitement que nous venons d'esquisser.

Les anciens dyspeptiques côtoient, en somme, deux précipices : la dilatation gastrique et l'ulcère rond de l'estomac

La dilatation s'évite par les cures d'eaux minérales, le lavage gastrique, un régime spéciale consistant en pain grillé, viandes braisées, poissons au bleu, œufs mollets, rôtis froids, pâtes et purées, fruits en compote et bière anglaise coupée de moitié d'eau (deux verres *au plus* par repas). Nous nous prononcerons ici, carrément, contre tout lavage d'estomac Comme nous le disait, naïvement, un de no. malades soumis longtemps, avec grand insuccès, à cette méthode de traitement : « Je crois qu'en voulant me retirer le mauvais, on m'a retiré le bon. » Il faut laisser, en effet, aux dilatés leur pepsine, dont ils ont le plus grand besoin, et réserver pour les cancers du pylore, cet expédient du lavage, bien digne des anciens inquisiteurs, qui entonnaient quatre pintes de liquide dans *la question ordinaire* et huit dans *la question extraordinaire*, dans le but d'obtenir des aveux de la part des torturés !

Si c'est l'ulcère rond que l'on redoute, on reposera, le plus possible, l'estomac, en lui évitant tout ce qu'il digère avec douleur. Le sujet mastiquera, longuement, ses aliments et les insalivera avec soin, *lentis maxillis*. Il boira, aux repas, du lait tiède, coupé de décoctions mucilagineuses (orge, riz); on lui donnera des potages à la farine d'avoine, de maïs, de lentilles; du racahout et du cacao; des œufs mollets, des viandes blanches, du poisson et des végétaux herbacés en très petite quantité; des bouillons de veau et de poulet, des panades et très peu de vin. On lui prescrira le séjour à la campagne, les bains sulfureux et gélatineux tièdes, les frictions sèches au gant de crin, le massage et l'électricité. Deux à trois fois par jour, on lui fera prendre cinq centigrammes d'acide phénique bien pur, dilué dans une infusion de gomme arabique.

Le régime alimentaire doit, pour porter ses fruits curatifs, être suivi, avec rigueur et persévérance, durant de longs mois. Si les succès sont rares dans le traitement des maladies de l'estomac, c'est que les malades ont souvent la funeste habitude de renvoyer trop tôt le médecin... pour rappeler le cuisinier. *Non accepimus brevem vitam, sed fecimus.*

Il nous reste à indiquer, pour terminer ce

chapitre, le traitement de certains symptômes de la dyspepsie. Le *vertige stomacal* se combat par l'hydrothérapie, les frictions, les bains sulfureux. On évitera de sortir à jeun, de fumer avec excès, de boire du vin pur et des liqueurs. Après chaque repas, on prendra, dans une infusion de menthe poivrée, l'un des cachets suivants :

℞		
	Craie préparée pulvérisée .	ââ o gr. 60
	Phosphate tribasique de chaux	
	Carbonate de magnésie. .	ââ o — 30
	Ignatia amara pulv. . . .	
	M.	

Lorsqu'on soupçonne une exagération de sécrétion gastrique, il faut conseiller : le régime végétal, les œufs à la coque, les compotes de fruits, les *grissini*, les purées de pommes de terre, de lentilles et de haricots, les bouillies de châtaignes, de marrons, d'orge et de gruau, les pâtes alimentaires (nouilles et macaroni principalement), et comme boissons, la bière de Strasbourg et les eaux alcalines faibles.

Un symptôme qui se rattache fréquemment

à un mauvais état de l'estomac, et qui, lorsqu'il se répète souvent, est, d'ailleurs, assez désagréable, c'est le *hoquet*.

Tout le monde le connaît, ce bruit rauque, de tonalité variable, et accompagné d'une secousse convulsive plus ou moins marquée, que l'on désigne en médecine comme dans le langage vulgaire, sous le vocable imitatif de *hoquet*. Mais peu de personnes se font une idée précise du mécanisme de ce symptôme, dont l'explication nette n'a, d'ailleurs, été donnée que par les récentes découvertes de la physiologie moderne.

Le hoquet est causé par une contracture spasmodique du diaphragme, le muscle respiratoire placé entre la cavité de la poitrine et celle de l'abdomen. Cette contracture cause une secousse, qui se transmet plus ou moins au thorax et au ventre : en même temps, le creux de l'estomac semble se resserrer et devient le siège d'une vive sensibilité. L'air du poumon, brusquement chassé au dehors par le spasme du diaphragme, fait vibrer les lèvres de la glotte, et sort avec plus ou moins de bruit.

Le système nerveux étant l'agent excitant le plus efficace de la contraction musculaire, il est facile de comprendre pourquoi les individus dont les nerfs sont irritables seront sujets au hoquet. C'est ainsi que les anémiques, dont le système nerveux est en détresse; privés qu'ils sont de cet antispasmodique si efficace qu'on appelle le *sang*, voient souvent survenir le hoquet, sous la banale influence des émotions morales vives, du rire ou des larmes surtout, parfois même sous l'action légère des moindres contrariétés. Le hoquet est, d'ailleurs, un symptôme fréquent de l'attaque de nerfs chez la femme, c'est-à-dire de la forme bénigne de l'hystérie; de même, il survient comme un phénomène du petit mal épileptique, de la danse de Saint-Guy, et de toutes les névroses en général.

La convulsion spasmodique qui constitue le hoquet est parfois contagieuse, et l'on peut trouver, dans la littérature médicale, de véritables relations d'épidémies de hoquet. Ces épidémies, qui ont existé principalement au moyen âge et presque toujours dans des réunions de jeunes filles, rentrent, évidemment, dans la catégorie de faits décrits sous le nom de *contagion nerveuse* ou contagion par imitation[1].

Généralement, le hoquet est un symptôme des maladies du tube digestif, et particulièrement de l'indigestion. On le rencontre facilement (comme nous l'avons dit en notre *Hygiène de l'estomac*) dans certaines formes de dyspepsie et de gastralgie. Chez les enfants à la mamelle, le hoquet est presque quotidien et souvent très prolongé. Il survient surtout chez les enfants voraces, qui ingurgitent brusquement une grande quantité de lait. C'est un symptôme sans gravité, mais qui indique la nécessité impérieuse de régler les tétées; on le fait cesser, du reste, ordinairement, en administrant à l'enfant une cuiller à thé d'eau de Vichy. Chez les enfants plus âgés, il est bon de savoir que le hoquet est parfois l'un des signes qui indiquent la présence de vers intestinaux.

Le hoquet est parfois un symptôme grave, par exemple dans les obstructions intestinales,

[1] Voir notre livre : *Misères Nerveuses.*

la hernie étranglée, la péritonite, la fièvre typhoïde, etc. Il emprunte, dans ces cas, sa gravité à celle des lésions graves qu'il accompagne. Dans tous les autres cas, le hoquet est un symptôme assez bénin, mais souvent très rebelle, surtout quand il survient comme phénomène d'une névrose confirmée (hystérie, chorée, etc.).

Le hoquet cède facilement, en général, à des moyens empiriques, dont la plus réelle action est souvent de faire patienter le sujet en attendant que cesse naturellement la contraction spasmodique du diaphragme. C'est ainsi que l'on a conseillé les longues inspirations suivies d'expirations raréfiées, la course, l'éternuement provoqué, la douleur inattendue produite par un pincement, ou la frayeur subite causée par la décharge d'une arme à feu; la compression du poignet par la main disposée en anneau ou par un lien serré; l'ingestion, rapide ou lente, d'un verre d'eau fraîche ou d'une cuiller à café de vinaigre pur; la glace en fragments, etc., etc.

Mais parfois, le hoquet résiste à l'application successive de toutes ces recettes. Alors on pratique des frictions aromatiques ou calmantes sur le creux de l'estomac, on y applique des sinapismes ou d'autres révulsifs, tels que les ventouses ou les mouches de Milan. A l'intérieur, on administre les préparations antispasmodiques ou narcotiques : la menthe, l'éther, la valériane, la belladone, l'opium, le musc, le bromure de potassium, etc.

Notre collègue et ami le docteur Barré a fait cesser dernièrement un hoquet incoercible, en introduisant une sonde dans l'œsophage du malade. Piorry a réussi, dans un cas difficile, en touchant le voile du palais avec un pinceau imbibé d'un mélange d'eau et d'ammoniaque. Enfin Rostan a préconisé, dans le cas de hoquet rebelle, la compression du creux de l'estomac à l'aide d'une pelote serrée par une bande ou, si on le peut, à l'aide d'un bandage herniaire.

CONTRE LE HOQUET REBELLE (Marage).

℞ Huile d'amandes douces . .	60	grammes.
Sirop diacode	50	—
Sirop de menthe poivrée . .	12	—
Chloroforme	2	—

M.

Par cuillerées toutes les trois heures.

Dix à vingt gouttes de teinture de piscidia, ou bien un granule de valérianate d'atropine à 1 milligramme; une dragée de bromure de camphre à 1 centigramme, etc.

AUTRE FORMULE (Weissemberg).

℞	Cocaïne chlorhydratée . . .	0 gr. 10
	Extrait de belladone	0 — 58

Poudre et extrait de rhubarbe Q. S. pour 20 pilules.

(Une à chaque repas.)

GOUTTES ANTI-DYSPEPTIQUES (A. Robin).

℞	Teinture de rhubarbe. . . .	3 grammes.
	Teinture de badiane	—
	Teinture de *Menispermum cocculus*.	—
	Teinture d'ipéca.	1 —
	Teinture thébaïque	—

Prendre six gouttes dans une cuillerée d'eau quelques minutes avant le repas.

TRAITEMENT DE LA GASTRALGIE (CRAMPES D'ESTOMAC)

Diète lactée, régime très régulier; calmer les crises, porter une ceinture sanglée; tisanes carminatives et antispasmodiques.

Hydrothérapie : douche en lance de trente

secondes sur l'épigastre et le rachis. — Massage. — Électricité statique et faradisation. — Combattre la chlorose. — Faire cesser la douleur par les calmants : extrait de cannabis (Sée). Un gramme de poudre de condurango (Beaumetz).

MIXTURE DE H. MOLLIÈRE

℞ Sirop de morphine. . . .		
— d'éther		ââ 30 grammes.
— de fleurs d'oranger .		
M.		

Une cuiller à café, de dix en dix minutes, jusqu'à sédation.

GOUTTES ANTIGASTRALGIQUES (Monin).

℞ Eau de laurier-cerise . . .		
Elixir parégorique		ââ 10 grammes.
Teinture de valériane. . .		
— de ciguë	5	—
M. S. A.		

Sept gouttes dans un peu de lait, au moment des douleurs.

Vésicatoires volants sur l'épigastre.

MIXTURE D'EWALD

℞ Chlorhydrate de morphine .	0 g. 2
Chlorhydrate de cocaïne . .	0 — 2 à 0 g. 5

Teinture de belladone . . . 5 gr. à 10 gr.
Eau d'amandes amères . . . 25 —
A prendre 10 à 15 gouttes par heure.

POTION ANTIDYSPEPTIQUE (Bucquoy).

℞ Liqueur de Fowler. . . . . 1 gramme.
Teinture de noix vomique. . 2 —
Sirop de goudron . . . . . 300 —

Une cuillerée à soupe avant les deux repas.

Quinze à vingt gouttes de chloroforme dans du sirop simple; ou bien une goutte trois fois par jour de :

℞ Teinture d'iode . . . . . } ââ p. é.
Acide phénique . . . . . }
M. S. A. (Bartholow).

LAVEMENT LAXATIF

℞ Décocté de guimauve. . . . 500 grammes.
Sulfate de soude. . . . . . 15 —
Feuille de séné . . . . . . 15 —
F. S. A.

DYSPEPSIE INTESTINALE (Monin).

℞ Décoction de racine de salep. 200 grammes.
Sirop de rhubarbe . . . . . 40 —
Elixir parégorique . . . . . 20 —
Teinture de coca. . . . . } ââ 4 —
— d'ignatia . . . . }
M. S. A.

Quatre cuillerées à soupe par jour, dans de la tisane de gomme arabique chaude.

INSOMNIE DES DYSPEPTIQUES (Monin).

℞	Sirop de coca	200 grammes.
	Hydrate de chloral.	8 —
	Bromure de sodium	4 —
	Teinture de chloroforme . .	XX gouttes.

M. S. A.

Une cuillerée à soupe trois fois, d'heure en heure. Aucune irritation gastrique n'est à redouter et le sommeil apparaît paisible. Le chloral influence même, comme un utile antiseptique, les dyspepsies putrides anciennes.

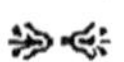

CONTRE LES VOMISSEMENTS
(POTION DE GAUBIUS)

Prenez le suc d'un citron frais, que vous exprimez dans un demi-verre de bon vin additionné d'une cuiller à café de carbonate de potasse. Avalez au moment de l'effervescence.

GOUTTES ANTIÉMÉTIQUES (Audhoui).

℞	Esprit de menthe	} ââ 3 gr. 50
	— d'anis	}
	Teinture thébaïque. . . .	1 —
	Paraldéhyde	2 —

M. S. A.

Vingt à quarante gouttes, trois à quatre fois par jour, dans de l'eau froide sucrée.

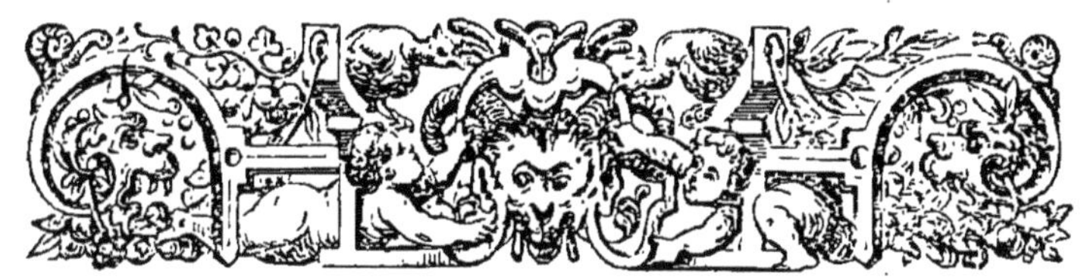

CHAPITRE IV

DE LA DISPOSITION CONGESTIVE L'HYGIÈNE DES PLÉTHORIQUES

Ce que les anciens apppelaient *pléthore sanguine*, diathèse congestive, et que nous appellerons simplement « disposition aux congestions », est un état général consistant essentiellement dans la tendance à la réplétion circulatoire, au ralentissement et à la stagnation du liquide sanguin dans les vaisseaux. L'atonie ou l'altération des parois vasculaires et la diminution de la force impulsive du cœur sont les causes les plus générales de l'état congestif. Quant à ses effets, ils sont extrêmement variés, suivant les organes atteints : lorsque c'est un viscère important (foie, cerveau) qui est frappé de congestion, on conçoit que le pronostic soit autrement sérieux que s'il s'agit d'une petite articulation (goutte) ou d'une portion limitée du tégument externe (eczéma arthritique).

Nos lecteurs savent que nous leur épargnons toujours les discussions doctrinales et que nous cherchons uniquement à être pratique et utile, ce qui est la seule manière de rester lisible pour les gens du monde étrangers à la médecine. Entrons donc dans le vif du sujet et détaillons ici les moyens pratiques de réfréner la prédisposition aux congestions.

Les pléthoriques (ainsi qu'Hippocrate l'a remarqué le premier) résistent ordinairement aux actions médicamenteuses. Il faut tirer de ce fait l'indication fréquente de désobstruer ces diathésiques par les saignées, les vomitifs, les purgatifs, qu'ils tolèrent, du reste, merveilleusement. On peut penser ce qu'on voudra de la saignée, actuellement si délaissée. Elle n'en est pas moins ce que l'a définie Hufeland : le seul agent à l'aide duquel nous puissions soustraire une partie de la vitalité, en attaquant celle-ci à la source.

L'abstinence et la diète sont de puissants

modificateurs de la stase sanguine capillaire. L'un des plus célèbres praticiens français du dix-huitième siècle disait en son testament : « Je laisse après moi deux grands médecins, la diète et l'eau. » Il est avéré, en effet, que l'abstinence alimentaire, en facilitant le mouvement désassimilateur interstitiel, dissipe les obstructions et les engorgements circulatoires. La résorption cellulaire étant activée, accélérée, l'initiative de nouveaux *ictus* congestifs se trouve ainsi retardée par la diète.

C'est surtout au repas du soir que les congestifs doivent éviter de se charger l'estomac. Dans leur régime, ils rechercheront surtout les aliments peu réparateurs, acidules, qui restreignent la sanguification non seulement en rendant le processus nutritif moins intense, mais encore en poussant aux sueurs et aux urines.

Le régime relâchant, rafraîchissant, qui convient le mieux aux congestifs, consiste dans le lait et les aliments mucilagineux. En diminuant l'énergie digestive et en humectant la muqueuse gastro-intestinale, ces aliments recèlent une activité doublement laxative. Les décoctions gélatineuses très légères (bouillons de veau, de poulet, de grenouille), les infusions émollientes d'orge, de riz, les émulsions d'amandes, les tisanes de gomme, etc..., ne tardent pas à fluidifier les humeurs et à diminuer, dans la composition du sang, la prédominance oppressive des globules sur le *sérum*. Il ne faut pas, toutefois, user exclusivement de semblables aliments, dont l'abus déterminerait une débilitation hydrémique, une sorte de *diathèse séreuse*, plus nuisible parfois que la diathèse congestive. Il faut ajouter au régime laxatif du pain bien cuit, des œufs frais à la coque, et la chair des jeunes animaux, veaux, poulets, agneaux, qui détient une action à la fois délayante et réparatrice.

Le poisson peut aussi prendre place dans ce régime doux, parce qu'il est bien plus riche en eau et en albumine et notablement plus pauvre en fibrine que les viandes usuelles. C'est avec raison que les médecins anglais recommandent aux congestionnés (qui, dans la race britannique, se nomment légion) la « *fish diet* », qui est même classée parmi les régimes des hôpitaux. Ils retirent aussi de grands avantages, dans divers cas analogues, de la soupe à la tortue verte (sans exagérer, toutefois, son assaisonnement, comme on le fait, à tort, dans les restaurants londonniens). En Russie, ce sont les laits fermentés (koumys et kéfir) qui jouissent de la renommée laxative. Le lait, additionné, par litre, d'une demi-cuillerée à café de sel gris, constitue, croyons-nous, sous ce rapport, un aliment médicamenteux excellent, capable de fournir, du reste, une ration d'entretien suffisante[1]. En ajoutant à ces divers agents quelques légumes sédatifs du tube digestif et susceptible d'aider la fonction alvine (tels que l'épinard, la laitue cuite, la chicorée) et quelques compotes de fruits cuits, peu sucrées, on obtiendra, pour les pléthoriques et les congestifs, un excellent programme d'alimentation.

Le molimen hémorroïdaire sera favorisé par le pain de son, le pain d'épices, les pruneaux cuits, l'huile d'olive, les figues, etc. Contre les congestions rebelles (poussées d'eczéma ou d'acné, migraines à répétition), rien ne nous a mieux réussi que le régime

[1] Voir le chapitre XXVII.

végétal absolu, avec du thé chaud comme boisson. Les boissons chaudes sont des agents délayants par excellence : prises à dose modérée, elles assouplissent et calment, à la manière d'une fomentation intérieure, le sang épaissi, diminuent ses propriétés phlogogènes, calment la soif et l'état fébrile. Promptement assimilées dans le torrent circulatoire, les boissons chaudes confèrent à notre *chair coulante* plus de légèreté, éclaircissent sa pléthore globulaire, ouvrent les voies éliminatrices des reins et de la peau, ramènent enfin à leur rythme normal les réactions exaltées, et, de cette manière, secondent et préparent l'action de modificateurs médicamenteux plus énergiques.

Le crédit des boissons chaudes était immense chez les anciens Romains : de nos jours, on connaît l'importance du thé dans la vie des nations septentrionales. Le thé, qui représente et résume le mieux l'action des breuvages chauds, a pour propriétés principales de combattre les funestes conséquences des excès alimentaires carnés, en empêchant les fermentations gastro-intestinales, en chassant de l'estomac et de l'intestin les acidités, les sulfures ammoniacaux, et aussi en faisant obstacle à la formation de ces produits toxiques connus sous le nom général de *ptomaïnes*. Toute boisson chaude est, d'ailleurs, merveilleuse pour dégager le foie et le tube digestif; son ingestion procure une vive sensation de bien-être. Au bout de quelques jours, de quelques semaines d'usage, le sujet s'aperçoit que sa peau devient moite et souple ; ses excrétions sont inodores ou moins odorantes, ses urines moins colorées et plus copieuses. C'est en perfectionnant, en quelque sorte, le lessivage du sang, que l'usage habituel des boissons chaudes préserve contre la goutte, l'obésité, le diabète, l'eczéma, et contre l'alcoolisme même, les sujets prédisposés, c'est-à-dire les *congestifs*, dont l'organisme devient, par elles, singulièrement plus apte à éliminer les matériaux nuisibles du sang, et comme imprégné d'une alacrité plus parfaite en présence du travail physique ou même intellectuel :

« Fœcundi *calices* quem non fecere disertum[1] ? »

[1] Le paysan, remarque Munaret, mange sa soupe toujours bouillante : il prétend que *cela cuit la bile.*

CHAPITRE V

CONGESTION CÉRÉBRALE ET APOPLEXIE

Ces redoutables affections sont l'ordinaire apanage des constitutions fortes ou sanguines, dont les apports sont très actifs et les dépenses diminuées ou stationnaires. La congestion cérébrale survient, d'habitude, lorsque la pléthore vasculaire est installée dans l'économie, soit par prolifération des globules rouges, soit par augmentation de la portion liquide ou séreuse du sang (fausse pléthore ou *hydrémie*). Le contact répété du *stimulus* sanguin avec le tissu cérébral sollicite, dans ce tissu, un afflux habituel : autrement dit, la congestion appelle la congestion. De plus, le cerveau étant, comme on sait, renfermé dans une boîte osseuse inextensible, toute congestion, en augmentant le volume de l'organe ou de ses annexes, se complique et s'aggrave d'un symptôme nouveau : la *compression* cérébrale. Enfin, lorsque le tissu des artérioles encéphaliques se trouve altéré, soit par des concrétions, soit par de petits anévrismes (vieillards, alcooliques, etc.), alors, le cours du liquide sanguin se trouve gêné, des ruptures vasculaires peuvent se produire : l'*apoplexie* ou hémorragie cérébrale est créée.

La congestion cérébrale ou *coup de sang*, prélude avant-coureur habituel de l'apoplexie, survient, chez des sujets pléthoriques, à la faveur d'un effort violent (rapports sexuels, défécation difficile), d'une émotion vive (grande colère ou grande joie), d'un excès d'aliments ou de boissons, qui arrivent fluxionner soudainement la circulation générale. L'influence du renouvellement des saisons et celle d'une course rapide doivent également entrer dans les causes qui augmentent la pression intra-vasculaire. Enfin, la constriction de certains vêtements joue également un rôle dans la congestion passive du cerveau, dont le sang veineux fait alors péniblement retour dans les jugulaires. A ce point de vue, il est certain que les anciennes cravates de l'époque de 1830 devaient jouer un rôle strangulateur, évidemment favorable à la production des coups de sang.

L'état congestif du cerveau se manifeste par des vertiges, des éblouissements, des bourdonnements d'oreilles et des fourmillements dans les membres. Les yeux sont brillants, injectés, sensibles à la lumière : le malade voit rouge ; il perçoit parfois des battements artériels intra-craniens, sensibles surtout lorsqu'il appuie la tête; souvent, il éprouve un certain degré de somnolence, avec paresse de la parole et de l'intelligence.

L'apoplexie est trois fois plus fréquente chez l'homme que chez la femme. Elle frappe, entre quarante et soixante ans, les sujets à tête grosse, à col court, prédisposés par l'hérédité et par des congestions antérieures. Celles-ci peuvent évidemment manquer : mais alors la pléthore vasculaire est souvent évidente. Le pouls est plein : le visage, animé et coloré, exprime une vie surabondante : le sujet accuse de fréquents maux de tête, des hémorragies nasales faciles, une remarquable résistance au froid. C'est, cependant, en hiver qu'ont lieu la plupart des hémorragies cérébrales, par lesquelles succombent tant de vieillards : *Frigus nervis inimicum.*

Une vie molle et oisive, dont la gourmandise et l'ivrognerie remplissent les vides ; une existence contemplative (moines, religieux), ou au contraire un ensemble de secousses morales, une vie traversée par l'ambition (politiciens) ou par les revers de fortune (financiers) semblent également faire le lit à l'apoplexie. Mais il est certain que les veilles prolongées, le jeu et la bonne chère, en excitant dans le cerveau de fréquents appels sanguins, constituent des conditions très favorables aux coups de sang. L'habitude de souper, disait Portal, est la cause de la fréquence des apoplexies observées à Paris sous la Restauration. Aujourd'hui, et l'hygiène s'en félicite, on ne soupe plus. Mais on prolonge volontiers, au delà des limites raisonnables, la durée des dîners en ville. Armaingaud attribue, avec raison, l'extrême fréquence de l'apoplexie, à

Bordeaux, à l'habitude des réunions gastronomiques et à l'abus des grands vins. Toutefois, l'alcoolisme produit, croyons-nous, plus ordinairement l'hémorragie méningée que l'hémorragie cérébrale. Il faut bien remarquer, du reste, que le résultat est le même...

Pour ce qui est des abus du cerveau, nous pensons que l'exercice constant, mais *régulier* (et non par secousses) de cet organe, tend plutôt à fortifier son tissu constitutif qu'à l'affaiblir et à le prédisposer aux ruptures vasculaires. L'exercice régulier et permanent des muscles fortifie, de même, ces derniers et ne les rompt point !

Il existe bien des degrés dans l'apoplexie, depuis le simple affaiblissement des membres, jusqu'à la mort rapide et foudroyante. La différence des degrés réside surtout dans l'importance du vaisseau rompu et dans la résistance, plus ou moins forte, que le tissu cérébral oppose à sa déchirure. L'attaque survient tantôt en pleine vigueur, sous l'influence d'un effort violent; tantôt sournoisement, pendant le sommeil et la tranquillité circulatoire la plus absolue. Tout dépend, évidemment, des altérations préexistantes de la substance cérébrale.

On connaît le tragique tableau de la grande attaque ou apoplexie *foudroyante*. En moins de temps qu'il ne faut pour l'écrire, le sujet est terrassé dans un coma ou sommeil mortel : la motilité et la sensibilité sont abolies, avec les fonctions du cerveau subitement suspendues ; la respiration persiste encore, sous la forme d'un sinistre râle trachéal. La mort, rarement instantanée, survient dans un laps de temps variable de quelques minutes à quelques heures. Dans les autres formes, dites *paralytiques*, de l'apoplexie, le malade revient graduellement à lui : mais il est toujours paralysé d'un côté, *hémiplégique*, parfois dépouillé de la parole et de la mémoire, et ordinairement candidat au ramollissement, lorsqu'il n'est pas emporté, auparavant, par une attaque ultérieure.

Le traitement de l'attaque consiste dans la saignée générale, les sangsues anales ou mastoïdiennes, les ventouses thoraciques, les sinapismes aux cuisses, les compresses froides sur la tête. Un lavement purgatif ou bien un *drastique* administré par la bouche (lorsque la déglutition est possible) rendent également des services. Pour activer, ensuite, la résorption du caillot encéphalique, l'iodure de potassium constitue le meilleur des médicaments.

La plupart des remèdes dits *antiapoplectiques* sont à base d'alcool et d'aromates, stimulants ou échauffants, qui vont à l'encontre de leurs prospectus ! Le meilleur des préservatifs réside dans une sage hygiène physico-mentale. Sobriété, liberté du ventre, et aussi liberté de l'âme, conviennent aux cérébro-congestifs. Ils renonceront à l'alcool, au vin pur, au café, au thé, aux liqueurs ; ils vivront dans un air pur et suivront un régime délayant et végétal, consistant spécialement en lait, œufs, viandes blanches et poissons d'eau douce, fromage et beurre frais, végétaux acidulés (asperges, câpres, cornichons, groseilles, oranges, citrons), potages au gruau et au tapioca, lentilles, carottes, melons, potirons, navets, raisins, abricots, prunes, pêches, grenades, confitures, miel, noix, salades, fines herbes. Ils boiront de la petite bière et du cidre. Ils éviteront la constipation, la transition du chaud au froid, et surtout les distractions érotiques *post prandia*. Leur vie sera tranquille, loin des locaux échauffés, des bals, des spectacles et des réunions stimulantes. Pas d'émotions vives ni d'exercices violents, ni d'insolation, ni de vêtements serrés comprimant le cou. Point de chants, ni surtout du jeu des instruments à vent, passibles de congestionner le cerveau. La chambre à coucher sera fraîche, le lit composé d'un matelas dur, avec oreillers de crin maintenant la tête haute. Il faudra toujours favoriser, et au besoin rappeler, si cela est possible, les flux habituels. L'écoulement hémorroïdaire sera ainsi rétabli par des sangsues à l'anus et par l'administration, tous les trois ou quatre jours, de 10 centigrammes d'aloès du Cap, pris le soir au coucher : car cet écoulement constitue la dérivation la plus utile pour le cerveau.

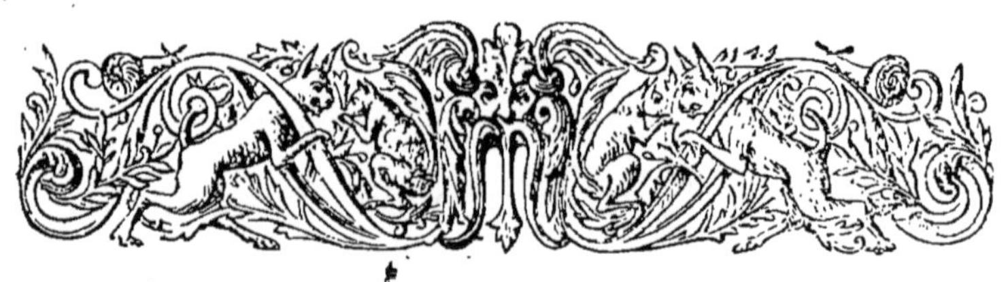

CHAPITRE VI

DE L'ARTHRITISME. — LE RHUMATISME ET SES MODALITÉS

On nomme *arthritisme* ou *arthritis* la disposition générale de l'organisme qui donne naissance aux affections rhumatismales et goutteuses. Le rhumatisme et la goutte sont, en effet, comme l'a très bien vu Pidoux, deux branches issues d'un tronc commun. Ce tronc commun est l'état constitutionnel dénommé *arthritis*.

Le mal peut rester très longtemps à l'état latent. L'arthritique est un sujet présentant ordinairement toutes les apparences extérieures de la santé : le teint rose, la face replète, avec une certaine tendance à l'obésité générale. La peau est facilement moite; les cheveux tombent de très bonne heure; le sujet se plaint volontiers de digestions lentes, de constipations, de migraines et d'étourdissements, d'éruptions fugaces sur les téguments (urticaire, herpès, furoncles, acné). Il est facilement en proie, surtout pendant sa jeunesse, aux angines, au coryza, aux douleurs vagues dans le dos et la poitrine, etc. Un signe presque assuré d'arthritis, d'après Tillot, c'est la sensation de fatigue, si commune chez tant de femmes, lorsqu'elles quittent leur lit le matin : cette sensation disparaît à mesure que la journée s'avance.

A une période plus avancée de l'arthritis, surgissent les attaques rhumatismales et goutteuses, les maladies rebelles et tenaces de la peau (eczéma, psoriasis), la dyspepsie acide, l'asthme, et enfin les lésions organiques viscérales du cœur, du foie ou des reins, fréquemment suivies d'une issue funeste.

Le rhumatisme et la goutte présentent entre eux des différences fondamentales. La goutte sévit surtout sur les adultes et les vieillards : elle affectionne, de préférence, les petites articulations et y produit des concrétions spéciales. Le froid humide influence, en outre, bien moins les attaques de goutte que celles de rhumatisme. Toutefois, la disposition générale, qui donne naissance à ces modalités morbides, en réalité d'allure symptomatique différente, se manifeste par une prédominance constante de l'acide urique dans le sang. Pour favoriser l'oxydation de cet acide et sa transformation en urée et en urates solubles, il faut administrer les alcalins (et notamment le bicarbonate de soude, les sels de lithine), qui possèdent la précieuse propriété d'activer les combustions organiques ralenties. L'action des alcalins s'étend, du reste, à beaucoup d'autres déchets de l'économie, et nos lecteurs verront plus loin qu'il n'existe point de plus fidèles agents pour brûler la graisse chez les obèses et transformer le sucre chez les diabétiques.

On a considérablement exagéré l'action débilitante produite, à la longue, sur le liquide sanguin, par les abus de la médication alcaline. Cette terreur qui agitait Trousseau, déclarant que les alcalins avaient peut-être plus de méfaits à se reprocher que l'iode ou le mercure, — a probablement puisé son origine dans certaines débauches hydro-minérales, si nuisibles en beaucoup de circonstances. Il est certain, du reste, que l'excès des *eaux* alcalines est bien plus dangereux que celui des *sels* alcalins. Nous n'avons jamais, pour notre part, enregistré d'accidents, à la suite de la prescription du bicarbonate de soude aux plus hautes doses; tandis que l'exagération dans l'usage de certaines eaux (telle qu'elle existait du temps de Mme de Sévigné, par exemple, et telle que la pratiquent encore certains malades, entêtés à se soigner eux-mêmes) entraîne, assez fréquemment, des gastrites, des congestions du foie, des albuminuries et des néphrites, qui débilitent (et détériorent même profondément) les tempéraments les plus vigoureux.

Le rhumatisme articulaire aigu est caractérisé par une fièvre vive, des sueurs profuses, un engorgement plus ou moins marqué des diverses articulations. Assez fréquemment, il se complique d'inflammation des séreuses externe ou interne du cœur (endocardite, péricardite). Le meilleur traitement du rhumatisme articulaire aigu consiste à administrer, toutes les deux ou trois heures, un gramme de salicylate de soude en potion; et tous les soirs, un paquet composé de 50 centigrammes de poudre de Dower et 10 centigrammes de poudre de digitale. Dans les formes subaiguë et chronique de l'arthrite rhumatismale, il faut préférer à ces agents l'emploi de l'iode et des iodures. C'est également le système curatif à adopter, en thèse générale, pour les rhumatismes viscéraux.

Les douleurs musculaires (qu'on nomme *lumbago*, *torticolis*, *pleurodynie*, suivant qu'elles siègent aux reins, au cou ou à la poitrine) sont surtout justiciables des agents de la médication externe : ventouses, sinapismes, teinture d'iode, liniments, électrisation, bains, massages et frictions. Il faut toujours soigner par le repos à la chambre les douleurs musculaires du rhumatisme : car elles sont, au plus haut point, susceptibles de s'aggraver à l'air libre; fréquemment même, on peut les considérer comme des symptômes avant-coureurs de manifestations arthritiques plus profondes.

Cette remarque est surtout importante à noter dans la saison humide et froide.

Les causes occasionnelles des rhumatismes sont, en effet, le froid et surtout l'humidité : bonne conductrice du calorique, l'humidité soutire au corps humain une plus grande quantité de chaleur que le froid sec. De plus, elle met obstacle au fonctionnement si important de l'épiderme. Le rhumatisme atteint, pour cette raison, les sujets exposés à de brusques variations atmosphériques, ceux qui habitent des locaux humides ou nouvellement bâtis, ceux qui suppriment brusquement leurs vêtements protecteurs habituels, ou qui les gardent mouillés de sueur ou de pluie.

L'hérédité rhumatismale présente ordinairement une physionomie particulière : celui qui en est porteur possède une peau blanche, fine, qui transpire aisément, et un teint coloré, grâce à la facile injection du réseau capillaire sous-cutané.

Les manifestations, très variées, du rhumatisme ne se traitent jamais complètement par la pharmacie seule : il faut, à toute force, qu'interviennent ici les agents physiques de l'hygiène. C'est ainsi que les articulations engorgées guérissent par les mouvements communiqués naturels et par le massage, qui assouplit les jointures, nourrit les muscles ambiants, élimine les épanchements liquides et fait renaître, avec la circulation déchue, les sécrétions normales. Il serait à souhaiter que le massage s'introduisît, définitivement, dans nos mœurs médicales si routinières : on verrait, chez nous, aussi peu d'arthritisme que dans les pays d'Orient, où il en coûte aussi peu de se faire masser que de prendre un bain simple.

Les frictions bien faites ont tous les avantages du massage : elles développent, de plus, certaines réactions curatives électrogènes. Il n'y a pas que la peau du chat, celle de l'homme aussi produit de l'électricité, lorsqu'on la frotte. Les manœuvres physiques constituent, d'ailleurs, pour les membres, une sorte d'exercice passif, qui allège et émousse la sensibilité nerveuse, renouvelle, régénère et purifie les cellules en souffrance, débarrasse la peau de ses déchets nocifs, détend les parties ligamenteuses, tonifie la vitalité nutritive de notre enveloppe extérieure et invigore, contre les intempéries saisonnières, sa puissance réactionnelle.

Usitées de temps immémorial dans l'Inde et

la Chine, les frictions jouissaient, chez les Romains, d'un grand crédit. C'était à l'aide du *strygil*, sorte d'étrille, que les anciens stimulaient merveilleusement leur circulation et leur innervation périphériques. On raconte que l'empereur Adrien vit, un jour, aux Thermes, un vieux soldat, qui, faute de cet instrument, se frottait avec énergie contre l'angle d'un mur : simplement, Adrien lui offrit son *strygil* et un esclave... Aujourd'hui nous possédons le gant de crin, et la brosse de flanelle pour les épidermes délicats. Mais il ne faut pas, dans le rhumatisme, se contenter de frictions sèches : on peut profiter de cette manœuvre pour faire pénétrer, par la peau, certains principes médicamenteux curatifs, et l'on ménagera ainsi, intégralement, la susceptibilité de l'estomac. Nous employons habituellement des combinaisons d'huile camphrée, de chloroforme, de winter-green, de vinaigre salicylé; et, dans les cas d'atrophie musculaire, la térébenthine, l'ammoniaque, l'huile phosphorée, la teinture de noix vomique.

Il ne faut pas oublier que les déterminations rhumatismales convergent surtout vers les tissus les moins animés, vers ceux dont l'organisation anatomique est élémentaire et la vitalité peu résistante. Quant à la forme aiguë et fébrile du rhumatisme articulaire (qui se complique si volontiers de lésions au cœur), elle est, avec raison, envisagée, de nos jours, comme une sorte de fièvre infectieuse, greffée sur un état constitutionnel préexistant. Pour vaincre justement cet état constitutionnel, il faut développer, dans les cellules dont la vitalité est abaissée, ce qu'on a appelé la *force neurique rayonnante* : c'est l'électricité, bien appliquée, qui nous fournira donc l'engin de prédilection à diriger contre la nutrition, ralentie et lymphatique, des rhumatisés.

« Le corps humain, a dit excellemment Onimus, est un assemblage de petites piles, fonctionnant automatiquement, dont les précipités s'évacuent à mesure de leur formation, et dont les usures sont, au fur et à mesure, remplacées par les produits de la digestion. » Pile idéale, qui ne se polarise jamais; mais dont les courants varient, à coup sûr, d'intensité, selon les individus.

Le rhumatisme est l'endémie des climats tempérés. Le printemps et l'été sont les saisons où à Paris, par exemple, on constate principalement ses atteintes, chez les jeunes sujets de quinze à trente-cinq ans, sous l'influence d'un refroidissement subit, le corps étant en sueur et insuffisamment couvert. Le rhumatisme est un véritable Protée ; il atteint les articulations et les muscles, la vessie, l'intestin, le poumon et la plèvre, il cause des courbatures, des angines, des points de côté, des maux de tête, torticolis, douleurs de reins, etc. Son essence est catarrhale et son allure essentiellement barométrique. Héréditaire parce qu'il tient principalement à certaines qualités, transmissibles, de notre tégument externe (finesse de la peau, activité de la sueur), il est sujet aux récidives, s'attaque volontiers aux parties les plus fatiguées (articulation des genoux chez les marcheurs, cerveau dans les professions libérales).

Si le rhumatisme se contentait de provoquer de vives douleurs, un état fébrile aigu, une anémie et des accidents mobiles et divers sur les tissus fibreux en général, point ne serait besoin d'exposer ici une hygiène spéciale plus ou moins minutieuse. On pourrait tout résumer, comme le faisait Cullen, dans ces deux mots : Patience et flanelle. Mais le rhumatisme touche souvent l'un des organes les plus nécessaires à la vie comme aussi l'un des plus sensibles au génie morbide : nous voulons parler du *cœur*. Le rhumatisme articulaire aigu généralisé produit presque toujours (comme l'a démontré Bouillaud) des lésions sur l'organe central de la circulation. Ces lésions sont persistantes et incurables. Il importe donc, pour les éviter, de se mettre rigoureusement en garde contre les affections rhumatismales, et, si l'on y est prédisposé, de suivre, pas à pas, une hygiène spéciale [1].

Comme l'a écrit le docteur Chevandier : « C'est par la peau qu'entre le rhumatisme, c'est par la peau qu'il doit sortir. » Le rhumatisant a besoin de vivre en plein air et de baigner, sans cesse, sa peau dans une atmosphère vivifiante et pure ; il évitera les milieux confinés, où s'entassent des respirations et des combustions multiples. Son logement sera

[1] Le rhumatisme lèche les synoviales, les plèvres, les méninges même : il mord le cœur.

spacieux et aéré, exposé, si possible, au midi. Il évitera d'habiter, dans les villes, les étages inférieurs, trop humides à cause du voisinage du sol. Il évitera également les étages supérieurs, qui favoriseraient son essoufflement et ses palpitations.

Les vêtements seront assez collants pour protéger contre les variations météoriques, pas assez pour gêner les fonctions de la peau. Il faudra éviter de quitter, au moment des transitions saisonnières, les vêtements de supplément. Il faudra changer immédiatement les habits mouillés par la pluie ou par la sueur (que la plupart des rhumatisants sécrètent fort activement). Bien entendu on ne portera jamais de vêtements imperméables, mais on recourra au contraire aux tissus, comme la laine et la flanelle, qui absorbent les liquides lentement et les abandonnent lentement aussi.

Le lit sera en fer, pour permettre à l'air une circulation plus facile; pour les mêmes raisons, il sera pourvu d'un sommier élastique; les matelas seront confectionnés assez durement avec la laine et le crin. La plume et l'édredon seront bannis du lit du rhumatisant, qui sera dépourvu, naturellement, de rideaux et d'alcôve, muni de couvertures légères et de draps de coton. On n'appuiera pas directement le lit contre un mur, mais on interposera, soit une couche d'air (lit de milieu), soit un paravent protecteur. Les diverses pièces du lit seront soigneusement aérées tous les matins, et desséchées, ainsi que la chambre, où l'on fera entrer le soleil; un feu de bois dans la cheminée chassera l'humidité, la plus cruelle ennemie du rhumatisant.

Le rhumatisant évitera toute fatigue corporelle et tout excès de mouvement ; il fuira les veilles et les excès alcooliques ou vénériens, pour suivre l'existence la plus régulière. Le mariage fera naturellement partie, à titre de régulateur, de l'hygiène du rhumatisant.

Tous les soirs, en se couchant, il lui sera recommandé de faire soit des frictions sèches générales, soit des lotions vinaigrées sur son corps, soit enfin du massage, qui excite la circulation, réveille la tonicité musculaire et assouplit le jeu des articulations. Tous les cinq ou six jours, le sujet prédisposé au rhumatisme se trouvera bien d'un bain alcalin de vingt minutes à 35° centigrades. Les bains de mer à la lame, joints à une natation modérée, seront également favorables. Si, à la suite d'un exercice fatigant quelconque, le sujet sent une douleur dans les genoux ou les pieds, par exemple, il se reposera aussitôt complètement et protégera par un enveloppement d'ouate salicylée les parties douloureuses, jusqu'à ce qu'il puisse, sans danger, se livrer à un exercice dépourvu d'efforts et de fatigue.

Les professions nuisibles surtout au rhumatisant sont celles qui l'exposent à l'humidité, telles que les professions de blanchisseur, d'égoutier, etc.; celles qui offrent sans cesse, comme la forge ou le four du boulanger, des variations considérables dans la température ambiante; enfin celles qui nécessitent des efforts musculaires constants (comme la profession militaire) ou exagérées (comme celle de fort de la halle).

L'alimentation du rhumatisant devra être douce : il évitera la nourriture succulente, les aliments de haut goût, les viandes fortement azotées, les poissons de mer, gibier et salaisons. Il recherchera les viandes blanches et les légumes verts, boira un bordeaux tonique étendu d'une eau alcaline et ferrugineuse légère; il évitera les excitants modernes, l'alcool, le café et le tabac, qui agissent sur le cœur et le cerveau et peuvent attirer sur l'organisme les décharges de la foudre rhumatismale.

Nous n'ajouterons qu'un mot pour indiquer ici les nécessités d'une bonne hygiène morale. Partout, pour la santé physique, la santé du cœur et celle de l'esprit sont nécessaires, ici surtout, où l'excitation morale peut troubler dans ses mouvements l'organe central de la circulation, et y provoquer des lésions organiques mortelles.

Rien n'est plus mobile que les manifestations rhumatismales. C'est pourquoi il faut se garder de les traiter par les médications perturbatrices trop violentes. C'est ainsi que l'abus du sulfate de quinine prescrit pendant la période aiguë du rhumatisme articulaire a été considéré, non sans raison plausible, comme capable de déplacer le mal du côté des méninges et d'amener cette redoutable complication, presque toujours fatale, qu'on appelle le *rhumatisme cérébral.* Les injections de morphine ont également à leur passif bien des complications de cette nature... « Soulager la douleur est faire œuvre divine, » a dit Hippocrate ; mais Galien a dit : « *Dolor amarissimum naturæ remedium.* » C'est au praticien de faire l'accord entre les deux immortels contradicteurs !

Une anémie profonde succède, ordinairement, aux manifestations rhumatismales aiguës, surtout lorsque (fait assez ordinaire) elles ont duré plusieurs semaines. C'est par l'iodure de fer, les bains sulfureux et le régime vestimentaire de laine que l'on triomphera de la débilité et que l'on préviendra le mieux les récidives et les rechutes arthritiques menaçantes.

Ce qui caractérise l'arthritisme, c'est une exquise sensibilité vaso-motrice, qui explique les poussées congestives, soudaines et mystérieuses, que présentent les sujets atteints de cette diathèse. L'électricité bien maniée agit, pour cette raison, d'une manière héroïque, contre certaines manifestations chroniques du rhumatisme. Dans la forme *noueuse*, si malaïsée à guérir, les courants continus, aidés de l'iode et de l'arsenic à l'intérieur et de la balnéation très chaude (choisir de préférence la thermalité minérale naturelle), triompheront de la douleur et des contractures et résoudront les nodosités. Mais surtout, craignez pour les rhumatisants les climats humides et les stations maritimes, quelles qu'elles soient. Il faut surtout à ces malades de l'air sec et du soleil; et nous approuvons de toutes nos forces les Américains qui construisent, dans leurs hôpitaux, des *solariums*, sortes de grandes cages, vitrées de glaces convexes, où le moindre rayon de soleil est recueilli et intensifié, au grand bénéfice des rhumatisants.

Le grand avantage de tous les agents physiques, c'est qu'ils n'introduisent dans le sang aucun poison : ils agissent plutôt par ce qu'ils emportent que par ce qu'ils apportent. Révulsifs et perturbateurs, ils excitent, mécaniquement, l'activité intime des cellules nutritives, dont ils réveillent le magnétisme vital; en même temps, ils engourdissent et éteignent la sensibilité à la douleur : ce qui les rend, à la fois, lorsqu'ils sont bien maniés, excitants et sédatifs. Ils remplissent donc l'idéal du thérapeute : de plus, ils entretiennent le fonctionnement musculo-articulaire atrophié et le réveillent passivement, c'est-à-dire *sans fatigue*. Or, n'oublions pas que la fatigue est un élément primordial dans la genèse du rhumatisme : notre illustre maître Michel Peter n'a-t-il pas démontré que c'est à cause d'elle que les genoux et les chevilles sont les articulations, le plus souvent prises de rhumatisme, et que les arthrites du membre supérieur droit sont notablement plus fréquentes que celles du gauche?

On a, dans ces derniers temps, préconisé, contre le rhumatisme, un assez bizarre remède : la piqûre par les abeilles. Si nous en parlons ici, ce n'est pas pour le recommander, mais pour ajouter une page anecdotique à un volume écrit spécialement à l'intention des gens du monde.

Un de nos confrères autrichiens, le docteur Terc, de Marbourg, après avoir étudié, de très près, les piqûres des hyménoptères, estime qu'il faut les rechercher, comme médication... lorsqu'on est rhumatisant. Tout rhumatisant a, d'après lui, le devoir de chanter :

« J'ai, sur l'Hymette, éveillé les abeilles, »

parce qu'il peut, paraît-il, demander à ces « chastes buveuses de rosée » d'ajouter un bienfait thérapeutique à leurs bienfaits alimentaires si appréciés depuis l'origine des siècles.

Le *Wiener Medizinal Presse* nous a rendu compte des observations *empiriques* (dans le bon sens du mot grec, qui veut dire *expérience*) recueillies depuis une dizaine d'années, par M. Terc, sur cette question. Notre confrère avait entendu parler, par des apiculteurs, de guérisons miraculeuses obtenues sur des rhumatisants, des goutteux, des névralgiques, à la suite de piqûres d'abeilles accidentelles et même intentionnelles. Pour en avoir le cœur net, et avant de rien publier, le consciencieux praticien fit porter ses observations sur cent soixante treize sujets, auxquels il fit subir un total de 39,000 piqûres. On voit qu'il s'agit d'un travail sérieux. Voici, maintenant, les résultats.

Le rhumatisant ne réagit pas comme le sujet bien portant; il possède même, contre la piqûre d'abeilles, une véritable immunité. Cette immunité n'est, toutefois, pas absolue : une seule piqûre ne donne rien; mais plusieurs arrivent à causer des phénomènes de tuméfaction. En augmentant le nombre des inoculations, on constate bientôt que le sujet est définitivement *vacciné* contre le venin d'abeilles, et l'on observe également que de nouvelles piqûres, en si grand nombre qu'elles soient, n'engendrent plus aucun état inflammatoire. Aussi longtemps que le malade reste dans cet état d'immunité, il est, en même temps, absolument réfractaire aux récidives de la diathèse rhumatismale, — que l'on connaît, pourtant, pour être, par excellence, une maladie à répétitions.

Il existerait donc, entre le venin des abeilles et le principe, encore peu connu, qui engendre les affections rhumatismales, un rapport réel, constant et caractéristique. La lecture des observations de M. Terc ne nous a laissé aucun doute à cet égard. Il ne s'agit pas là d'un simple exemple de révulsion, déplaçant le vice rhumatismal de l'intérieur à l'extérieur des tissus. Il s'agit d'une médication vraiment héroïque, — nous allions dire *spécifique*, — capable de réussir dans des cas de rhumatismes articulaires graves, généralisés, passés depuis longtemps à l'état chronique, et rebelles aux médications externes et internes le plus rationnellement appliquées.

Notre confrère convient, du reste, lui-même, qu'il est bon d'essayer, avant de faire intervenir les abeilles, le bicarbonate et le salicylate de soude, l'antipyrine et les iodures, etc... Ce n'est qu'en désespoir de cause et dans les formes compliquées, anormales et interminables de la diathèse rhumatismale, alors que toutes les ressources de l'art médical ont été en vain appliquées, que l'on fera bien de songer au remède original du médecin de Marbourg. Il prétend que, pour appliquer soi-même, avec ses doigts, ledit remède vivant et piquant, il suffit d'un tour de main facile, pour tous, à attrapper. Mais nous croyons, quant à nous, qu'il serait peut-être plus scientifique d'isoler de l'insecte le venin en question, d'essayer de le conserver (il est essentiellement altérable), et de l'appliquer, comme antidote du rhumatisme, en injections sous-cutanées, rationnellement graduées.

Quant aux accidents possibles, M. Terc n'en a point observé de sérieux, sur 39,000 observations de piqûres. Toutefois, il faut être prévenu que le venin des abeilles agit principalement sur le système nerveux grand sympathique, et provoque parfois, pour cette raison, des phénomènes généraux, heureusement plus effrayants que graves. Il sera prudent, enfin, de ne point recourir aux piqûres d'hyménoptères chez les rhumatisants affectés de lésions du cœur, viscère d'élection de la diathèse, lorsqu'elle est à l'état aigu principalement.

CHAPITRE VII

LA GOUTTE

La goutte, a dit Champfort, « est la seule maladie qui donne de la considération dans le monde; car Bacchus est son père, Vénus sa mère et Plutus son parrain ». Cependant, ajoute ailleurs le spirituel philosophe, « elle ressemble aux bâtards des princes, que l'on baptise le plus tard possible[1] ».

La goutte est, en effet, si l'on peut dire, la maladie aristocratique, la maladie des *classes dirigeantes* (*morbus dominorum*) : ses causes peuvent se résumer dans cette proposition :

[1] « Ceux qui l'ont l'attribuent à un soulier étroit, à une marche forcée, à un coup : aucun n'avouera la cause réelle de son mal. » *Arétée* (1er siècle).

« Trop de recettes, pas assez de dépenses. » Rare sous la République romaine, la goutte devient très fréquente, à Rome, avec la corruption impériale.

Comme les qualités de la plupart de nos tissus, la goutte est souvent héréditaire, puisqu'elle consiste en une anomalie spéciale de la nutrition, et que ces sortes d'anomalies se transmettent aisément (on le sait), à la descendance.

La goutte attaque rarement la femme, et quand elle l'attaque, on peut remarquer qu'il y a, le plus souvent, coïncidence avec des troubles de la fonction mensuelle, c'est-à-dire de la plus importante fonction de la vie féminine. Ordinairement, c'est vers trente-cinq ans qu'éclate le premier accès : mais on l'a vu survenir à tous les âges. La goutte est de tous les climats, puisque ses véritables causes déterminantes résident dans l'acte nutritif, c'est-à-dire dans le régime alimentaire. Or, dans ce régime, c'est plutôt la qualité des aliments que leur quantité, qu'il faut incriminer. « Une alimentation trop azotée, d'une part, une alimentation trop épicée, d'autre part : » telles sont, comme le dit excellemment M. Lécorché, les deux conditions qui favorisent le développement de la goutte. L'abus de la viande agit en produisant dans le sang un excès d'acide urique; et c'est de cet acide que dérivent toutes les manifestations goutteuses. Quant à l'excès d'assaisonnement, son action, qui n'est qu'indirecte, consiste surtout dans l'irritation chronique de l'estomac et du foie; or, c'est par l'estomac et le foie que se déroule tout le fil de la diathèse urique.

La goutte est à l'estomac ce que le rhumatisme est au cœur.

L'individu prédisposé aux accès de goutte est donc un homme généralement (la maladie ne se voit, dans le sexe féminin, qu'exceptionnellement et chez les *viragos à trogne masculine* si bien décrites par Réveillé-Parise). C'est un homme à fibre molle, tendant à l'obésité, n'ayant pas ordinairement une grande résistance vitale : ses cheveux ont subi une raréfaction prématurée, il est sujet aux migraines, aux éblouissements, aux vertiges; les affections catarrhales atteignent ses muqueuses avec une sorte de prédilection et y produisent le coryza, l'enrouement, le rhume, les angines et ophtalmies légères. Son appareil urinaire est irritable et la gravelle y a parfois, selon le mot pittoresque de sir H. Thompson, fait éclater ses orages. On connaît, d'ailleurs, la lettre d'Erasme à l'un de ses amis goutteux : « Tu as la goutte et moi la gravelle : nous avons épousé les deux sœurs. »

Les causes prédisposantes de la goutte sont : l'hérédité, l'alimentation succulente, prise en excès ou disproportionnée avec la dépense organique; la vie confinée et oisive, surtout lorsqu'elle succède brusquement à une vie d'activité; enfin, les excès de tout genre :

« Les riches sont tormentés de la goutte, dit Ambroise Paré, pour ce qu'ils mangent beaucoup, boyvent d'autant, et jouent trop souvent aux dames rabatteuës. »

C'est dans ce sens que Voltaire dernier nommait la goutte : « la croix de Saint-Louis de la galanterie, » et que le professeur Roques résumait toute la pathologie de cette maladie en ces deux mots : « Feuillette et fillette. »

Cependant la goutte n'atteint pas seulement les grands viveurs, elle frappe aussi les savants, les cerveaux d'élite obligés professionnellement à la vie sédentaire : Horace, Leibnitz, Erasme, Kant, Franklin, Milton, Hunter, Darwin et beaucoup d'autres qui nous échappent, ont souffert de cette maladie. Sydenham, l'illustre médecin anglais, horriblement torturé par la goutte, se consolait lui-même et consolait les goutteux, ses frères, en disant que mourir de la goutte n'était pas une mort d'imbécile : « *Divites plures interemit quam pauperes, sapientes quam fatuos.* » Faible consolation, d'ailleurs !

La goutte est assez rare dans les pays chauds et sévit surtout dans les contrées froides et humides (Angleterre) où l'abus du régime carné vient ajouter ses effets à ceux du climat.

La goutte est la maladie des classes dirigeantes, et, par conséquent, la maladie des capitales. Si, à Paris, on l'observe, fréquemment aussi, dans les classes inférieures, ce n'est que chez les valets qui suivent le régime des maîtres (sommeliers, cochers, etc.) ou bien (ô ironie de la science étiologique !) chez les parias de la classe ouvrière, chez les ouvriers maniant le plomb. Nous avons, ailleurs, parlé [1] de cette production de la goutte dans l'empoisonnement saturnin, véritable bizarrerie chimique, étudiée pour la première fois par le médecin anglais Garrod : il faut que le terrible poison industriel imprime à la nutrition générale un trouble bien prononcé, pour arriver à produire, chez ces parangons de la misère physiologique et de la déchéance vitale, toutes les manifestations extérieures spéciales à la *morbus dominorum !*

Parmi les boissons suspectées de recéler la goutte, il faut placer, en première ligne, le porto et le xérès, le porter et le stout ; et, dans les vins français, le bourgogne et le champagne :

Notre orteil est ton but, adversaire divin,
Et constamment, hélas! tu nous vaincs dans la lutte :
Ce qu'Hugo dit de l'eau peut se dire du vin :
— Perle avant de tomber, et *goutte* — après la chute !

Les abus de la table sont incontestablement

[1] Voir notre *Hygiène du travail* (le saturnisme).

aidés dans leur action par la vie sédentaire, les travaux d'esprit, les passions dépressives et les excès vénériens. Mais aucune de ces causes n'est capable de créer la goutte, indépendamment de l'action efficiente du régime alimentaire. Comme le pense très justement M. Lécorché, si les politiques, les hommes de lettres, les médecins sont souvent goutteux, « c'est que, de tout temps, la gourmandise a été regardée comme le péché mignon des lettrés et des savants ».

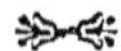

Avant d'avoir des manifestations locales, la goutte est une maladie générale, et le sujet qui en est atteint est loin de jouir d'une santé parfaite, en dehors des explosions articulaires connues sous le nom d'*accès*. Le goutteux a des troubles digestifs, des flatuosités, de la constipation, des crampes d'estomac, des rapports aigres, de la migraine, de l'eczéma, etc. ; tous ces accidents sont dus à la présence insolite de l'acide urique dans le sang. Cet acide est le résultat du trouble de la nutrition des tissus ; normalement, il devrait s'éliminer de l'organisme; son accumulation y produit tous les accidents, et l'acide urique est à la goutte ce que le sucre est au diabète. La diathèse urique est l'état de prédisposition générale qui produit la goutte, la gravelle et bien des maladies viscérales. C'est à cette diathèse que Marchal (de Calvi) fait allusion lorsqu'il écrit : « L'humanité tourne à l'aigre; la grande diathèse humaine, c'est l'acidisme. »

L'attaque survient fréquemment à la suite d'un excès de table, d'une fatigue physique, ou encore d'une émotion morale. Les mutations brusques de température, l'usage exagéré des purgatifs, l'apparition d'une maladie aiguë, peuvent également provoquer l'explosion subite de la diathèse goutteuse.

Aux changements d'âges de l'année, et généralement dans l'entre-deux des saisons, c'est-à-dire au printemps et en automne, après quelques douleurs vagues prémonitoires, un certain degré de malaise, d'inquiétude, d'embarras des voies digestives, l'accès de goutte éclate, terrible. Il débute, au milieu de la nuit, par une douleur atroce dans l'articulation du gros orteil; la nuit se passe affreuse, la douleur augmentant jusqu'à cinq ou six heures du matin. Un calme relatif succède alors au gonflement empâté du gros orteil, dont la peau se couvre ordinairement d'une sueur visqueuse... L'accès est terminé; mais il se reproduit en général, pendant quatre ou cinq jours consécutifs, en augmentant d'intensité. L'ensemble des accès constitue une *attaque*.

Voilà la goutte aiguë. Après un certain nombre d'attaques, quand la maladie ne guérit pas, elle passe à l'état de goutte *chronique* ou *froide*, rarement fixe, généralement très mobile; les articulations sont alors déformées par un amas de concrétions dites *tophacées*, formées surtout d'acide urique et d'urates. Ces concrétions s'accumulent parfois en telle abondance qu'elles se font jour au dehors sous la forme de champignons mollasses et blanchâtres. C'est à ce fait que Lucien fait allusion, dans ses *Dialogues des morts*, lorsqu'il parle d'un certain Babylas, dont les *tophus* évacués étaient si nombreux qu'il s'en était fait construire un tombeau. Les concrétions uriques n'apparaissent pas seulement dans les jointures, mais dans la paume des mains, la plante des pieds et principalement les pavillons des oreilles. Sydenham compare la main d'un vieux goutteux à une botte de panais.

La goutte chronique s'accompagne souvent de névralgies, surtout dans les nerfs sciatiques; elle peut causer divers accidents très graves du côté des viscères. C'est ce qu'on appelle la goutte *anormale, vague, rentrée*, etc. L'angine de poitrine, le catarrhe pulmonaire chronique, les affections du foie et des reins, les coliques hépatiques et néphrétiques, l'albuminurie, etc., voilà quelques modalités de cette forme dont Musgrave a dit : « La goutte articulaire est celle dont on est malade, la goutte anormale celle dont on meurt. »

La goutte épuise les forces, finit par amener la langueur, l'amaigrissement, la faiblesse générale. Elle cause une remarquable tendance à la tristesse, à l'indocilité, à l'hypocondrie, énerve le moral et le physique, et pousse parfois si loin son action sur le système nerveux, qu'on l'a vu causer des attaques épileptiformes.

Les complications de la goutte consistent

surtout dans les troubles gastro-intestinaux, dyspepsie, diarrhée, cirrhose du foie, accidents du côté des reins, de la moelle épinière, congestion et apoplexie cérébrales : la goutte *remontée au cœur* vient souvent de la dégénérescence graisseuse de cet organe.

La goutte *larvée* est celle qui prend le masque de l'asthme, de l'angine de poitrine, de la migraine (cette *sœur de la goutte*. Trousseau), ou bien celle qui apparaît sous la forme d'hémorrhoïdes rebelles, d'affections chroniques de la peau : eczéma, prurigo, psoriasis, lichen, etc.....[1].

Enfin, une complication des plus communes de la goutte, c'est la *sciatique*. Elle consiste en des éclairs de douleurs lancinantes le long du trajet du nerf sciatique, c'est-à-dire aux lombes et à la partie postérieure des cuisses et des jambes. Ces paroxysmes intermittents sont séparés par une pesanteur profonde et continuelle du membre, avec sensations de froid, de chaleur, ou d'engourdissement, qui peu-

[1] Nulle part, dit Josef Frank, l'influence de la diathèse arthritique n'est plus évidente que sur l'oreille : les tophus, les otalgies, la surdité, le prurit du pavillon sont des accidents communs chez les goutteux.

vent exister depuis la hanche jusqu'à la cheville. Les crises douloureuses s'exaspèrent volontiers la nuit et s'accompagnent de crampes musculaires extrêmement pénibles. Plus tard, dans les sciatiques graves, le nerf s'enflamme (la *névrite* succède à la *névralgie*), et il s'ensuit une atrophie des muscles qui se traduit par l'amaigrissement et l'impotence fonctionnelle du membre malade.

Parmi les bons remèdes à diriger contre la sciatique, signalons : les injections de morphine ou d'éther; l'application d'une couche épaisse de fleur de soufre sur toute l'étendue du membre malade, les bains d'étuves sèches, suivis de massage ou de pétrissage profond du membre à l'aide du baume tranquille ou de l'huile camphrée. Dans les sciatiques anciennes, ce sont les courants électriques continus, alternés avec les séances d'induction, qui réussissent de la manière la plus efficace. Nous ne parlons que pour mémoire de la méthode chirurgicale d'*élongation :* car elle doit reposer en paix avec la conscience d'avoir fait, hélas ! plus de mal que de bien... Quant aux vésicatoires volants, alternés avec les pointes de feu, ils constituent une médication cruelle, mais énergique et active, dont les effets sont excellents, si le malade a le courage de se prêter au traitement.

La sciatique est l'expression fréquente de la disposition rhumatismale et goutteuse : nous la voyons tous les jours, alterner ou coïncider avec les dyspepsies, l'eczéma, l'asthme, la migraine, les affections du foie et des reins, et surtout avec les états articulaires liés à la diathèse urique. Il est donc indispensable de traiter, de bonne heure, la perturbation nutritive dont la sciatique n'est qu'un des reflets. Elle atteint ordinairement (ainsi que nous croyons l'avoir observé) les sujets lymphatico-sanguins ayant des antécédents goutteux et de l'hérédité névropathique. Que de fois, d'ailleurs, ne voyons-nous pas l'arthritisme congénère de la névrose !

Il faut donc recommander au malade qui souffre de la sciatique, une grande sobriété, surtout au repas du soir.

Il devra enfin revêtir un caleçon de laine épaisse, ou mieux un long cuissard lacé en peau de chien.

Si, comme l'assure Gianini, la goutte a vu naître la médecine, la médecine n'est pas près de voir mourir la goutte. Ce n'est pas, toutefois, faute de médications que nous devons constater ici notre impuissance. Que de drogues souvent nuisibles, presque toujours inutiles, n'a-t-on pas successivement préconisées ! Quel est le goutteux un peu intelligent qui n'est pas tenté de s'écrier, toutes les fois qu'on lui propose un nouveau médicament : J'ai trop vu de spécifiques pour y croire[1] !

Le traitement de la goutte est surtout affaire de régime ; et il faut bien dire que si la maladie est souvent incurable, c'est le plus souvent la faute du malade. Le goutteux est incorrigible ; il revient au galop à ses mauvaises habitudes, dès que dame Podagre lui

[1] Voici la recette humoristique du médecin allemand Lichtenberg contre la goutte : « Procure-toi le mouchoir d'une vierge de cinquante ans qui n'ait jamais pensé au mariage. Lave-le dans le bief du moulin d'un meunier qui n'ait jamais plâtré sa farine, fais-le sécher sur la haie qui entoure le jardin d'un juif sans enfant. Marque-le avec de l'encre prise chez un avocat incapable de plaider une mauvaise cause. Confie-le à un médecin qui n'ait jamais tué un de ses malades. Que celui-ci t'en frotte le point goutteux, et te voilà guéri. »

Cette recette exprime l'opinion du XVIIIe siècle sur la curabilité de la goutte.

laisse du répit; il ne sait point persévérer dans les excellentes intentions qu'il ne manque pas de prendre au moment de chaque crise.

Contre l'accès, on ne doit pas diriger de traitement actif, mais laisser s'opérer le travail de la nature, si douloureux qu'il soit : « *Dolor amarissimum naturæ remedium.* » Cependant, on peut recouvrir le gros orteil de cataplasmes ou de liniments calmants (baume tranquille) et donner à l'intérieur des sédatifs ou des narcotiques légers. Parfois le simple enveloppement de l'articulation malade avec de la ouate et du taffetas gommé diminuent singulièrement les douleurs. Enfin, on doit lutter contre la constipation qui règne ordinairement pendant l'accès, et entretenir la liberté du ventre avec des purgatifs salins.

Tempérance et exercice, voilà, en résumé, le traitement général. « La tempérance, dit notre vieux Charron, est la médecine la plus sûre et qui fait vivre le plus longuement. » On raconte que Chomel, consulté par un financier que torturait affreusement la goutte, lui fit, un jour, impatienté de ses doléances contre la médecine et les médecins, l'ordonnance peu pharmaceutique suivante : « Vivre avec trois francs par jour, et les gagner. »

La médecine de l'avenir, c'est la médecine préventive, c'est l'hygiène. Or, l'hygiène commande impérieusement, dans la diathèse goutteuse, de surveiller l'alimentation aux points de vue de la quantité et de la qualité. Sobriété en général et régularité dans le repas, régime plutôt végétal qu'animal, abstinence de gibier, de poissons de mer, de viandes noires en général, de condiments aromatiques (ail, oignon, etc.), de crustacés, de coquillages, et de toute viande forte, faisandée, fumée ou salée principalement : — Eviter les asperges et les pommes, car l'asparagine et l'acide malique semblent stimuler la production de l'acide urique ; éviter également l'oseille et les tomates, qui, par l'acide oxalique qu'elles contiennent, peuvent favoriser la production des calculs. Il faudra aussi s'abstenir des champignons et surtout des truffes. Ce « diamant de la cuisine » est, comme tous les champignons, d'ailleurs, une viande végétale, un vrai gibier sans pattes, éminemment nuisible au goutteux. Celui-ci devra également éviter l'excès d'aliments gras, rechercher les végétaux frais et les fruits, surtout les fraises, que Linné recommandait contre la goutte avec une sorte de prédilection. Il mangera des viandes *nature*, exemptes d'assaisonnements épicés.

Le goutteux doit-il boire du vin ? On a longtemps discuté cette question, et Sydenham la résolvait en disant : « Si vous buvez du vin, vous prenez la goutte ; si vous n'en buvez pas, la goutte vous prend. » Certainement, le goutteux doit boire du vin ; mais il évitera les vieux vins et surtout les crus généreux de Bourgogne : il boira des vins blancs, légers et jeunes (de la Moselle principalement) qu'il coupera avec une eau alcaline faible. Il ne prendra du café et des liqueurs que par exception ; l'alcool est un de ses plus cruels ennemis. Jamais de bière : c'est peut-être la boisson qui nourrit le mieux la goutte.

Le sujet affligé de goutte vivra le plus possible en plein air. Il se lèvera de bonne heure et se livrera, à jeun, à l'exercice et à la marche. Il pourra, le matin, faire des ablutions froides et même suivre complètement les pratiques de l'hydrothérapie. En modifiant la circulation et régularisant les échanges nutritifs, ces pratiques finiront par amender les vices que la diathèse a créés dans le travail de rénovation moléculaire des tissus. Les bains russes et les bains alcalins agiront aussi très avantageusement, aidés des frictions et du massage; car la peau est sèche dans la goutte et a besoin de fonctionner. C'est par cet émonctoire, ainsi que par les voies de la respiration, que doivent s'éliminer les matériaux nuisibles dont l'organisme est encombré : on se trouvera donc également bien de la gymnastique respiratoire, de la pratique des haltères, des travaux manuels pénibles, ou des fatigues agréables de la chasse et de l'équitation. Le soir, le goutteux se couchera de bonne heure, dans une chambre fortement aérée; son lit n'aura ni rideaux ni alcôve, bien entendu, selon les règles que prescrit l'hygiène pour l'*habitation humaine.*

Il faudra également lui éviter tout surmenage intellectuel, et, autant que possible, les perturbations morales.

Scudamore observe que, chez tous les goutteux, l'irritabilité du caractère est constante et proverbiale : surtout avant un accès, l'humeur de ces malades est sujette à s'aigrir pour la moindre bagatelle.

Après l'irritabilité de caractère, c'est l'irritabilité cutanée qui est la plus remarquable chez les goutteux. C'est dans cette catégorie de malades que les épices, le poivre de Cayenne, les crustacés et coquillages et principalement le gibier, provoquent cette désagréable, rebelle et dégoûtante complication : le prurit à l'anus. Becquerel affirme même que, normalement, à la suite d'un dîner de gibier, la digestion s'accompagne toujours de chaleur et de démangeaisons à la peau, escortées d'un léger mouvement fébrile : symptômes dus probablement à la richesse de ces viandes en créatine (Voit et Moleschott)[1]. Quoi d'étonnant, alors, que l'usage du gibier vienne appeler l'accès de goutte et brusquement réveiller la diathèse urique endormie ?

Parmi les méthodes pharmaceutiques, qu'il serait long et fastidieux de développer, nous

[1] Voyez notre *Hygiène de l'estomac*.

mentionnerons celle qui est le plus en faveur : le traitement par les alcalins. Il ne peut qu'être utile, à moins d'exagération dans les doses. On peut le prescrire ainsi : chaque mois, pendant une dizaine de jours, prendre, à chaque repas, deux grammes de bicarbonate de soude. Enfin la cure thermale par les eaux naturelles ne saurait être omise ici. La France est très riche en sources alcalines, auprès desquelles les goutteux se pressent en foule, accourant de tous les points du monde visiter nos belles Nymphes : c'est que, si elles guérissent peu, elles soulagent souvent, et consolent toujours.

De toute antiquité, les eaux minérales ont été vantées, du reste, dans le traitement des accidents de la goutte. Aujourd'hui, le nombre de ces sources est presque aussi considérable que les indications du traitement sont variées. Quant à l'hydrothérapie, elle n'est utile que comme médication adjuvante de la médication tonique, et elle rend des services réels, dans ces cas fréquents où il s'agit de restaurer les forces épuisées d'un malade affaibli [1].

[1] Certains auteurs croient qu'en *adoucissant* l'eau, c'est-à-dire en la privant de ses sels calcaires, on augmente son pouvoir

Nous insisterons plutôt sur l'utilité des frictions, dont sir W. Temple disait : « Un homme ayant un valet qui sait frictionner ne peut pas avoir la goutte. » Les frictions peuvent être sèches ou alcoolisées.

Le docteur Lécorché dit qu'il existe deux spécifiques de la goutte : le *colchique*, qui agit en empêchant la formation de l'acide urique dans le sang; et le *salicylate de soude*, qui favorise puissamment l'élimination de cet acide si nuisible. De plus, pour enrayer l'évolution de la diathèse, c'est-à-dire pour mettre fin au trouble général de la nutrition organique, il faut recourir aux bicarbonates et sulfates alcalins. Ces agents, administrés d'une façon à peu près continue, corroborent puissamment l'action du régime, et font rentrer dans la voie normale les fonctions de l'économie, qui (nous l'avons dit) souffre, dans la goutte, d'une *anomalie de nutrition*. Enfin, si le goutteux est anémique, on le soumettra, souvent avec succès, à la médication

dissolvant des urates. M. Maignen s'est fait, en France, l'apôtre de cette théorie, qui a assurément du vrai : car les arthritiques se trouvent très mal d'une eau trop calcaire.

tonique : fer, quinquina, etc... Les goutteux anciennement atteints bénéficient toujours de cette dernière médication, qui reconstitue leurs globules sanguins et remonte le taux de leurs forces.

Nous devons, enfin, dire ici quelques mots du nouveau traitement récemment préconisé par l'électricien Edison contre les lésions locales produites par les concrétions uriques de la goutte. Sous le nom d'*endosmose électrique*, Edison propose de faire diffuser, au travers du corps humain, les sels de lithine, par le moyen d'un courant électrique. Le sujet, assis sur une chaise, tient une main plongée dans une solution de chlorure de sodium et l'autre dans une solution de chlorure de lithium, le pôle positif de la pile aboutissant à cette dernière solution.

La force du courant employé doit être de 4 millampères et les séances doivent être quotidiennes, d'une durée de deux heures environ. Il paraît que l'on obtient ainsi, par les urines, une élimination des plus notables d'*urate de lithine* qui, comme on sait, est très soluble. Ces expériences d'Edison n'ont pas été, que nous sachions, contrôlées officiellement en France, et nous les croyons plus théoriques que pratiques, — étant donnée l'inanité de certains essais analogues faits, il y a quelques années, à Paris, dans le but d'introduire directement dans le sang divers médicaments, par le moyen des courants électriques.

Quoi qu'il en soit, l'électricité seule est des plus utiles dans toutes les maladies de nature arthritique. C'est, au propre comme au figuré, une médication *aristocratique* : d'abord, parce que son prix élevé n'en permet guère l'accès qu'aux gens riches; ensuite et surtout, parce que c'est un puissant accélérateur des combustions animales, capable de perfectionner les oxydations incomplètes de tous ces organismes trop nourris, dont les recettes dépassent singulièrement les dépenses.

Il faut, surtout, chez les sujets entachés du vice arthritique, respecter, avec soin, les émonctoires et favoriser la sortie des résidus uriques par la peau, les reins et les poumons. C'est ainsi que l'on renoncera à l'usage habituel des purgatifs, parce que cet usage diminue, comme l'a très bien vu Desault, la transpiration et l'exhalation par la peau. De même, il faut que les goutteux se tiennent en garde contre les préparations ferrugineuses et contre le régime sec, qui constipent le rein et contribuent ainsi à entraver l'élimination urique qui est la sauvegarde de l'arthritique (Max. Legrand).

C'est pour cette raison d'élimination que Franklin disait que le véritable remède de la goutte était l'accès goutteux, et qu'il ne fallait pas entraver cet accès par un traitement inopportun et malencontreux. « On ne guérit pas un remède, » disait ce grand observateur. C'était également l'opinion du maître médecin moderne, Trousseau, lorsqu'il se croisait les bras en présence de la goutte aiguë, convaincu de voir le malade sortir toujours de sa crise dans de meilleures conditions et « acheter ainsi, par quelques jours de souffrances, une série de bons mois d'une santé parfaite ».

Nous pensons donc qu'il faut bien se garder d'intervenir trop activement, malgré l'ardente prière du patient.

Le traitement de l'attaque aiguë se borne,

comme nous l'avons dit, au repos complet, aidé de quelques lotions, fumigations, badigeonnages, narcotiques ou calmants sur la jointure malade, que l'on enveloppera, avec soin, de ouate ou de cataplasmes. Les fonctions alvine et urinaire seront favorisées par les eaux naturelles laxatives et alcalines. Enfin, contre les douleurs (si atroces, parfois, que Sydenham les comparait à la dislocation des os), nous avons l'opium, *cette ancre sacrée du médecin*, à laquelle nous devons recourir, pour nous conformer au précepte si vrai du Père de la Médecine : « *Divinum opus est sedare dolorem;* » l'opium enfin, dont le même Sydenham disait : « Sans lui, la médecine est boiteuse. » L'opium, à doses modérées, et surtout sous la forme excellente de *poudre de Dower*, favorise la perspiration cutanée et permet à la peau, ce vicaire du rein, l'élimination des matériaux uriques coupables de tous les méfaits.

CHAPITRE VIII

LA GRAVELLE

Cette affection consiste dans des concrétions, d'une nature physico-chimique très variable, formées, dans les reins ou la vessie, aux dépens du produit de la sécrétion urinaire. Neuf fois sur dix, la gravelle tient à un vice de la constitution, à une diathèse, à un état général de l'organisme, la *diathèse urique*. Nous avons vu que l'excès de l'acide urique dans le sang cause la goutte et les manifestations multiples de l'arthritisme. Eh bien ! la gravelle est précisément l'une de ces manifestations, et le vieil Erasme avait raison d'écrire à l'un de ses amis : « Tu as la goutte et moi la gravelle : nous avons épousé les deux sœurs. »

L'histoire enregistre les noms de graveleux célèbres : l'empereur Auguste, Michel-Ange, Calvin, Michel de Montaigne, Colbert, Louvois, Leibnitz, d'Alembert, Buffon, Franklin, Désaugiers et bien d'autres, souffrirent de la gravelle ou succombèrent à ses attaques. L'alimentation trop riche, jointe à une vie sédentaire, sont deux conditions qui nous expliquent pourquoi la diathèse urique est la maladie des gens d'esprits, comme l'écrivait (on s'en souvient) Sydenham. La gravelle est commune en Hollande et surtout en Angleterre, où l'on fait de si grands abus de la viande. On peut remarquer qu'elle succède souvent à des troubles digestifs, qui sont même ses précurseurs presque obligés.

La gravelle ne cause, habituellement, que de vagues douleurs lombaires, assez analogues à celles du *lumbago*. Mais, de temps à autre, éclate une crise douloureuse atroce, caractérisée par des coliques très vives, siégeant dans les reins, d'un seul côté, et se répandant dans le bas-ventre par irradiations. C'est la *colique néphrétique*, que sir H. Thompson (le dernier chirurgien de Napoléon III) appelle pittoresquement *un orage d'acide urique*. C'est un effort de la nature destiné à l'élimination des graviers du rein. La douleur, dont la durée varie de deux à vingt-quatre heures, cesse, comme par enchantement, dès que la petite concrétion cheminant le long de l'uretère, est enfin tombée dans la vessie. Le traitement de cette crise, abominablement douloureuse, consiste en injections sous-cutanées de morphine, sirop de chloral à l'intérieur, etc. On maintiendra le patient dans un bain tiède et on lui fera boire en abondance du lait froid et de l'infusion de fleurs de fèves. Les vomissements, assez constants dans la crise (par suite des sympathies péritonéales), seront arrêtés par la glace et les potions gazeuses. On administrera, enfin, un lavement avec 4 grammes de chloral et 20 gouttes de laudanum.

On conçoit qu'il n'y ait que les boissons abondantes qui puissent solliciter l'expulsion des calculs. Mais, pour empêcher la formation de ces concrétions, la médication hygiénique est toute-puissante. Le malade évitera le froid, l'air confiné, la vie sédentaire, la tristesse. Sans recourir à un exercice musculaire exagéré, il s'entraînera peu à peu, par la marche, l'escrime, la gymnastique modérée, l'équitation, et par les attrayantes pratiques du sport nautique. Il assurera le bon fonctionnement de sa peau par des bains alcalins, des douches dans la région lombaire, des frictions sèches au gant de crin, suivies de frictions avec une brosse de flanelle imbibée d'eau de Cologne, et, si possible, de massages, régulièrement pratiqués sur le tronc et l'abdomen.

Le sujet atteint de gravelle urique vivra dans la sobriété. Il évitera la bonne chère, les repas prolongés et copieux, les abus du pain et des farinages et surtout ceux du régime carné. Il fuira l'excès des aliments azotés : œufs, viandes noires, gibier, poissons de mer crustacés. Il soignera aussi les autres manifestations arthritiques qui précèdent ou accompagnent la gravelle : goutte, eczéma, migraine, dyspepsie acide, obésité, asthme, etc. Il s'habituera à manger peu et à bien mâcher. Son alimentation consistera en viandes blanches, légumes, fruits bien mûrs, fromages mous, café au lait, beurre, œufs, fruits cuits et crus, pain blanc. Il devra surtout éviter les fruits verts, l'oseille, les tomates, les asperges, le gingembre, le cresson, les haricots verts. Ces végétaux renferment, en effet, de l'acide oxalique, en plus ou moins grande quantité : notre savant confrère le docteur Debout-d'Estrée a vu plusieurs fois des calculs d'oxalate de chaux succéder ainsi à l'abus de l'oseille ou des tomates; or, les calculs d'oxalates sont les plus durs, et par conséquent les plus dangereux. Parmi les fruits mûrs, recommandons les prunes; et parmi les légumes, le radis noir, auquel le maréchal Bugeaud attribuait sa guérison radicale.

Le graveleux doit boire abondamment. Mais il évitera le bourgogne, le champagne et les vins généreux, les bières fortes, les liqueurs, les boissons gazeuses et sucrées, le lait aigre. Nous lui recommandons surtout les vins légers et acidulés de la Moselle ou du Nivernais, coupés de 2/3 d'eau alcaline légère. Le lait, les tisanes de chiendent, de genêts, d'arenaria rubra, d'uva ursi, de queues de cerises et mieux de stigmates de maïs, lui sont très favorables. Le café et le thé légers peuvent être tolérés. Dans le traitement de la gravelle urique, l'usage continu du cidre, comme boisson alimentaire, a souvent fait merveille. Il est certain que les pays à cidre sont des pays où la goutte et la gravelle sont rares. Denis Dumont a le premier insisté sur l'absence des opérations de la *pierre* à l'Hôtel-Dieu de Caen. Il est parti de ce fait pour réhabiliter le cidre, breuvage tonique, digestif et stimulant; antigoutteux, parce qu'il dissout l'acide urique, le cidre nous semble plutôt agir (*lorsqu'il est bien toléré*) en soumettant la vessie à une sorte de lavage, de rinçage continu[1]. Il faut, du reste, peu croire aux remèdes dissolvants des calculs, vantés par de charlatanesques réclames. C'est ainsi que la fameuse poudre de Mlle Stevens, si usitée au siècle de Volaire, n'est qu'un mélange, absolument inactif, de savon et de coquilles d'œufs.

Après la gravelle urique ou rouge, la plus fréquente de toutes, nous devons dire un mot de la gravelle blanche ou *phosphatique*, qui, quoique dix fois plus rare, est encore bien

[1] Voyez notre *Hygiène de l'Estomac*, 4e édition, page 298.

souvent observée. La gravelle blanche est, le plus ordinairement, une maladie locale, se rattachant au catarrhe des voies urinaires. Au lieu d'être (comme l'est la gravelle rouge) le produit de *trop de richesse et pas assez de dépenses organiques*, elle coïncide fréquemment avec l'anémie et la débilitation générale. Elle exige, par conséquent, une nourriture riche, azotée, consistant en viande crue, jus de viande, thé de bœuf, fer et quinquina, cures de raisin et de petit lait, eaux minérales chlorurées et ferrugineuses, bains toniques sulfureux ou bains de mer, etc... Le régime est à peu près le contraire de celui qui s'impose au graveleux urique. C'est dire combien il est important, pour le médecin traitant, de ne pas faire d'erreur de diagnostic. Il est vrai qu'il ne s'agit, pour cela, que d'un simple coup d'œil au microscope, et d'un rapide examen du malade.

En cas d'*oxalurie*, le sujet devra se conformer au traitement suivant :

Eviter oseille, rhubarbe, tomates, haricots verts. Manger viandes, poissons, volailles, peu de sucre et de farineux, éviter le café et l'alcool, les pommes, les groseilles, le champagne.

Prendre dans la journée (Golding Bird) :

℞	Infusion de mélisse	300 grammes.
	Eau régale	IV gouttes.
	M.	

Eviter les eaux calcaires, l'humidité, l'air confiné, la dépression morale. Boire beaucoup d'infusions aromatiques longuement bouillies et non sucrées. Régime lacté.

CHAPITRE IX

LA MIGRAINE

MIGRAINE vient du grec *hemicrania* (moitié de tête), parce que la douleur atroce de cette affection siège, effectivement, d'un seul côté de la boîte cranienne. Nous ne saurions discuter ici sur la nature originelle de la migraine. Est-ce une névralgie de l'iris? comme le pensait Piorry; est-ce une affection du cerveau (Calmeil)? ou des nerfs de la face (Pinel); une irritation du grand sympathique (Dubois-Reymond)? Il est aussi difficile de vulgariser les théories médicales que de les accorder.

La migraine est surtout l'apanage de la jeunesse et de l'âge mûr : elle est rare avant quinze et après soixante ans. Sa prédilection pour le sexe féminin est bien connue. Méry disait d'elle que certainement elle durerait jusqu'à la fin des femmes; et chacun a présente à la mémoire l'admirable page que Balzac, dans sa *Physiologie du mariage*, a consacrée à la migraine, « ce prestigieux impôt conjugal ». Toutefois, comme nous l'avons dit ailleurs en parlant de l'âge critique[1], la migraine disparaît généralement chez la femme, quand s'arrêtent chez elle les dernières manifestations de la vie génitale, avec lesquelles elle semble se lier, d'ailleurs, très intimement.

Héréditaire et constitutionnelle, la migraine coïncide fréquemment avec le rhumatisme, l'asthme, l'eczéma, les hémorroïdes, la dyspepsie, l'obésité, le diabète, la goutte, la gravelle et les calculs biliaires. Tous ces états constitutionnels, si proches parents, nous les avons dénommés déjà des maladies *de richesse*, par opposition aux maladies dites *de misère*. Elles constituent cette diathèse, l'*arthritisme* ou *uricémie*, qui semble dériver principalement d'un vice de nutrition, causé par trop de recettes et pas assez de dépenses.

[1] Voir *L'Hygiène des sexes*.

Quoi qu'il en soit, les divers états morbides, que nous venons d'énumérer, se suppléent volontiers, ou se transforment les uns dans les autres. Ce sont probablement ces transmutations (et surtout le cancer, conclusion fréquente de l'arthritisme), qui faisaient écrire à Tissot : « Je considère comme un vrai malheur de ne plus avoir la migraine. »

La prédisposition à la migraine s'exagère, occasionnellement, sous l'influence de fatigues, d'émotions, d'écarts de régime. Chez certains sujets, et notamment dans les professions dites *libérales*, elle survient par la seule action du grand air, du soleil. Nous donnons des soins à un grand savant, qui vit toujours enfermé, parce que, dès qu'il sort, il est sûr, dit-il, de rencontrer la migraine et de revenir avec elle.

Le mal débute parfois brusquement ; mais il a, ordinairement, une période d'invasion lente. Le sujet se lève avec des frissonnements, de légers vertiges, une face pâle. Il est de mauvaise humeur, *mal en train*, comme on dit. Puis, son malaise augmente ; bientôt, la douleur de tête prend possession de l'orbite et de la tempe, le plus souvent du côté gauche. Elle s'accompagne d'étourdissements, de bâillements, de renvois gazeux et de vomissements de bile plus ou moins abondants. Quand les vomissements manquent, il y a toujours, au moins, un état nauséeux, assez analogue au *mal de mer*, où, du reste (comme dans la migraine), l'appétit est parfois conservé. Enfin, la constipation est la règle générale.

Le moindre bruit, la moindre odeur (tabac), deviennent très fatigants pour l'oreille et l'odorat, qui, dans la migraine, sont le siège d'une surexcitation maladive. La moindre application de la vue cause également un éblouissement très douloureux : on a observé même des sujets qui perdaient momentanément la vision, durant leurs accès. Tout travail intellectuel, toute application, exaspèrent cette souffrance, lancinante ou constrictive, *térébrante* même cette *ondée de douleurs* (Hervez de Chégoin), qui constitue l'hémicrânie. Après une durée variant de huit à vingt-quatre heures, l'accès se termine enfin par une immense lassitude et un appétit de sommeil fort remarquable. Si la migraine revient, périodiquement, à de courtes distances, elle finit par fatiguer l'organisme et altérer la constitution : la face se ride, les cheveux blanchissent, et le moral s'aigrit notablement. Le moral n'est, on le sait, que le physique retourné.

La migraine affecte diverses formes, plus ou moins sérieuses, depuis la simple douleur d'un des côtés de la tête, accompagnée de nausées, jusqu'aux troubles les plus marqués des sens et de la sensibilité générale. C'est, par essence, une maladie *personnelle*, et l'on peut dire que chacun se fait à soi-même sa propre migraine. Le mal s'annonce, ordinairement, le matin, par la lourdeur physique, les frissonnements, bâillements, pandiculations, la perte d'appétit, le dégoût des aliments et des habitudes agréables (du tabac chez les fumeurs, par exemple). Bientôt, la douleur de tête, plus ou moins intense, occupe l'une des régions orbitaires et la moitié correspondante du front. Le moindre mouvement éveille d'insupportables secousses. Ensuite, ordinairement, apparaissent, chez le migraineux, les nausées et les vomissements.

L'estomac, alors, se contracte d'une manière douloureuse, la peau se couvre d'une sueur froide; l'intelligence et la mémoire sont presque abolies; le moral est irrité, la face pâle.

Une forme grave de migraine est celle que l'on désigne sous les noms de *migraine ophtalmique*, *scotôme scintillant*, « *blindhead ache* » des Anglais. Dans sa thèse d'agrégation, le docteur Sarda dit qu'elle est caractérisée « par l'apparition, dans le champ visuel du malade, d'une figure lumineuse circulaire, en zigzag ou en dessin de fortification, animée de mouvements vibratoires, phosphorescente, de couleur jaune, rouge ou bleue ». Cette apparition est souvent suivie de perte partielle de la vision et coïncide avec des douleurs vives de la tête, des nausées et vomissements. Quelques malades voient comme des éclairs ou des flammes tremblotantes, qui brillent subitement dans le champ visuel; d'autres fois, ce sont des globes ou des roues de feu, dont la durée varie de quelques minutes à une heure entière.

Parfois, la migraine ophtalmique s'accompagne de fourmillements dans la bouche et la langue, fourmillements assez analogues à ceux de l'empoisonnement par l'aconit; souvent aussi (symptôme plus grave, signalé pour la première fois par Charcot) survient une perte subite et transitoire de la parole, une sorte de cécité et de surdité verbales, avec impossibilité d'écrire (*aphasie* et *agraphie*). L'ouïe est (dans cette forme de migraine) également exaltée, et devient le siège de bourdonnements plus ou moins désagréables. Un goût métallique occupe la langue. L'odorat, ainsi que les autres sens, paraît comme aiguisé.

On a remarqué, de tout temps, les liaisons qui unissent la migraine à l'irritation de l'estomac. Le mal, en effet, survient accidentellement à la suite d'écarts de régime, ou, simplement, à la suite de l'ingestion d'aliments particuliers. C'est ainsi que Lasègue ne pouvait croquer du chocolat sans être pris d'un accès migraineux. Claude Bernard était impressionné de même par toute boisson acide. Pour d'autres sujets, ce seront le vin blanc, le *pale ale* (G. Sée). L'auteur de ce livre ne peut avaler une goutte de madère sans être aussitôt atteint de migraines avec vomissements. Parfois, c'est la privation d'un aliment ou d'un excitant habituel (café, thé, etc.), qui fait éclater l'abcès. Le changement d'heure du dîner, la promenade à la campagne ou contre le vent, une vive émotion, une fatigue oculaire soutenue, sont aussi fréquemment des causes à incriminer. La migraine fait, d'ailleurs, volontiers, par les yeux, son entrée dans l'organisme. Sarda signale avec raison l'usage du microscope, celui des verres de lunettes trop forts, les vices d'accommodation ou de réfraction de l'œil (myopie forte, astigmatisme), comme des causes provocatrices sérieuses de l'affection.

Nous avons, le premier, décrit l'action remarquable du tabac sur la production de la migraine[1]. Certains parfums, certaines odeurs agissent exactement comme le tabac. C'est ainsi que Grétry ne pouvait supporter la rose! Le séjour prolongé au lit et la continence exagérée sont ordinairement favorables à la production des accès. Le massage local, au

[1] Voir la *Revue de thérapeutique*, année 1886.

contraire, est capable de les enrayer et de les guérir, ainsi que le démontrait récemment, par une quarantaine d'observations très concluantes, le docteur G. Norstrœm.

L'abus de l'alimentation carnée, si nuisible au fonctionnement normal de la digestion, est une cause déterminante incontestable de la migraine, surtout chez les sujets que prédispose l'hérédité morbide. Le docteur Haig a cité dernièrement une observation de migraines atroces et souvent répétées, chez un homme de trente ans, qui disparurent à la suite de l'adoption d'un régime végétal absolu. Le sujet avait jusqu'à trois attaques par semaine au moment où il commença ce régime, et put rester un mois, ensuite, sans aucun accès. De semblables faits plaident singulièrement, au point de vue hygiénique, en faveur de ce *régime de nature*, le végétarisme.

Le meilleur traitement de la migraine est hygiénique. Il consiste à soigner d'abord l'état général, en prescrivant l'hygiène recommandable aux goutteux et aux rhumatisants. Le sujet évitera la tension cérébrale et les causes d'irritation de l'estomac. L'hydrothérapie lui sera prescrite avec avantage.

Que faire pour prévenir une aussi désagréable indisposition ? Il faut s'attacher surtout à éviter les causes provocatrices de l'accès. Chacun a pu les saisir sur soi-même. Les repas trop éloignés, les veilles, l'insolation, l'excès de certains aliments, l'abus de la bière, du champagne, du tabac, l'ingestion d'une boisson alcoolique quelconque dans l'état de vacuité de l'estomac : telles sont les causes occasionnelles les plus ordinaires de la migraine. Les sujets prédisposés s'attacheront également à fuir la lumière éclatante, les spectacles, par exemple, où l'on abuse de l'illumination électrique ; ils éviteront le travail et la lecture pendant que s'effectue l'acte digestif. Le médecin devra surtout soigner l'état général ; entretenir la liberté du ventre et la chaleur des pieds ; donner aux anémiques du fer et des toniques ; aux goutteux, des alcalins ; aux herpétiques, de l'arsenic ; du soufre aux hémorroïdaires ; aux dyspeptiques, de la rhubarbe, de la pepsine et de la noix vomique, etc... Quant au traitement de l'accès, il réside dans le repos, la diète, le thé comme tisane; un bain de pieds sinapisé et des compresses d'eau fraîche sur le front. En fait de médications actives, celle qui nous a le mieux réussi consiste à administrer, toutes les demi-heures, une pilule composée avec dix centigrammes d'extrait de quinquina et un milligramme de digitaline. Il n'est pas rare de voir la migraine disparaître ainsi, au bout de deux heures environ. Il serait dangereux, du reste, de prendre plus de quatre de ces pilules. Enfin, tous les auteurs recommandent le repos absolu. Cependant, un mouvement vif et subit est capable d'arrêter l'accès, plus que le repos lui-même, moyen purement palliatif, curatif jamais! Lasègue raconte l'histoire suivante d'un général qui fut mêlé à la conquête de l'Algérie. Pris d'une migraine hebdomadaire, il se faisait, courageusement, hisser sur son cheval. Et il avançait ainsi, demi-nauséeux, demi-vomissant, porté à la tête de sa colonne. Dès les premiers coups de fusil, l'accès se dissipait. Mais il fallait rencontrer l'ennemi!... Ce moyen n'est pas, d'ailleurs, à la portée de tous les migraineux. Mais, comme il montre éloquemment, n'est-ce pas? la puissante action du moral sur le physique!

Nous payons évidemment par la goutte, l'arthritisme, l'herpétisme, la gravelle et autres maladies *de richesse*, les excès de table et le régime animal exagéré de nos pères. La bourgeoisie dirigeante a peut-être, par ses abus gastriques, consommé sa propre dégénérescence, et préparé ainsi le triomphe du peuple. Eh bien! la migraine est l'un des types les plus complets de cette classe importante de maladies générales causées par le *trop de recettes*. Elle est proche parente de la goutte, de l'eczéma, de l'acné, de l'asthme, du diabète, des calculs biliaires, de l'obésité, des hémorroïdes, de l'angine de poitrine, et de toutes ces maladies presque inconnues du prolétaire, *qui n'a pas les moyens* de se les procurer : « Elle rentre, dit le professeur Bouchard, dans cette catégorie qui est le lot des classes élevées, et comme la rançon de la supériorité intellectuelle et de la suprématie sociale[1]. »

[1] Voir Dr E. Monin : *Obésité et Maigreur*, publication de la

Sur cent militaires interrogés, de Fajole n'a trouvé qu'un cas de migraine (*chez un officier*), tandis qu'il en a trouvé vingt sur cent séminaristes et quinze sur cent religieuses. On voit, par cette statistique, l'influence éclatante de la profession sédentaire. « Je suis certaine, écrivait Mme de Sévigné, que la plupart de nos maux viennent d'avoir trop le *cul sur selle.* »

Comme cela est vrai, surtout pour le beau sexe, et que d'hommes, sur ce point, sont femmes !

FORMULAIRE DE L'ARTHRITISME

FORME AIGUË (Vulpian).

℞			
℞	Sirop d'écorces d'oranges . .	30	grammes.
	Teinture — . .	2	—
	Salicylate de soude.	5	—
	M.		

A prendre en cinq fois, dans la journée, dans un verre d'eau sucrée; continuer pendant dix ou quinze jours, en diminuant peu à peu les doses.

Société française d'hygiène (2e édition). — *Le Traitement du diabète*, mémoire couronné par la Société de médecine d'Anvers (E. Carré, éditeur, 1883).

RHUMATISME SUB-AIGU

℞ Sirop d'écorces d'oranges . .	300	grammes.
Sirop d'opium.	100	—
Salicylate de soude.	20	—
Iodure potassique	5	—

M.

Deux à quatre cuillerées à soupe par jour pour les adultes; cuillerées à café pour les enfants (Audhoui).

RHUMATISME MUSCULAIRE (Monin).

℞ Alcool à 90°	100	grammes.
Chloroforme	30	—
Ammoniaque	10	—

M. S. A.

En badigeonnages, trois ou quatre fois par jour, et recouvrir de ouate salicylée.

POMMADE (idem).

℞ Vaseline	60	grammes.
Chloroforme	20	—
Extrait d'aconit	1	—
Salol.	3	—
Essence de gaultheria. . . .	XXX	gouttes.

M. S. A.

FORMES CHRONIQUES

Prescrire des bains sulfureux très chauds suivis de frictions stimulantes à l'alcoolature de Fioravanti. *Bains* avec : 1 gr. d'arséniate de soude, 500 gr. de gélatine et 30 gr. de teinture de benjoin (Monin). Cinq gouttes de teinture d'iode avant chaque repas, dans du malaga, en augmentant progressivement jusqu'à vingt gouttes (Lasègue). Au salicylate de soude préférer celui de lithine (1 à 2 gr. par jour) ou 4 gr. de salol ; comme frictions, alcoolé de tannin, mélange de pétrole et d'essence de térébenthine, etc.

Courants continus, bains électro-statiques, massages.

GOUTTE AIGUË (Trousseau).

℞ Sulfate de quinine . . . . . . 1 gr. 50
Extrait de semences de colchique 0 — 50
Extrait de digitale . . . . . . 0 — 50
M. pour 10 pilules.

(Deux à trois par jour.)

Bains avec 500 gr. de gélatine et 2 gr. d'arséniate de potasse, ou bien avec 2 gr. d'iode, 2 gr. de potasse et 4 gr. d'acide tartrique.

GOUTTE CHRONIQUE

℞ Iodure de lithium . . . . . 0 gr. 25
Extrait de quassia . . . . } ââ q. s.
Poudre de gaïac. . . . . }
M. pour une pilule. 3 à 4 par jour.

Dix jours par mois, cinq pilules de benzoate de lithine à 10 centigr. (Jaccoud).

Pendant l'accès, antipyrine ou salicylate de lithine.

VIN DE DUFLOT

℞	Bordeaux vieux	1 litre.
	Macération alcool. de scille blanche.	15 gr.
	Teinture d'iode	1 —
	Iodure de potassium	0 — 50

M.

COLLODION ANTIGOUTTEUX (Monin).

℞	Collodion élastique . . .	ââ 5 grammes.
	Ether sulfurique.	
	Acide salicylique.	2 —
	Chlorhydrate de morphine .	1 —

Mêlez.

Application toutes les heures sur le gros orteil atteint de goutte. La douleur cesse bientôt, mais le gonflement persiste, ce qui empêche de redouter la métastase.

(On peut aussi essayer le cataplasme de Celse : amandes amères pilées dans du vinaigre.)

LINIMENT D'YZETA (sciatique).

℞	Huiles d'olives	250 grammes.
	Essence de térébenthine . .	75 —
	Ammoniaque	40 —
	Teinture de cantharides. . .	14 —

M. S. A. (Agitez.)

Emploi du café vert dans la gravelle urique et dans l'arthritis en général (Landarrabilco).

On prend :

Martinique	1 demi.
Moka	1 quart.
Bourbon	1 —

On mêle le mieux possible les trois espèces de café et on en fait des paquets de 25 gr. chacun. On met le soir, dans un verre rempli d'eau, ces 25 gr. de café mélangé, on couvre le verre le mieux possible et on laisse macérer pendant dix à douze heures au plus.

Le matin, remuez le contenu du verre, passez le liquide pour le débarrasser des grains de café et faites boire à jeun, froid et sans sucre, le produit de la macération. On peut manger peu de temps après.

PILULES DE HUCHARD

℞ Benzoate de soude	} ââ 3 grammes.
Carbonate de lithine . . .	
Ext. de stigm. de maïs . .	
Huile essentielle d'anis . . .	III gouttes.

F. S. A. 60 pilules argentées.

(Deux à chaque repas.) Contre la gravelle urique.

PRISES CONTRE LA MIGRAINE (Ch. Liégeois).

℞	Sulfate de quinine	0 gr. 25
	Salicylate de soude cristallisé.	0 — 25
	Chlorhydrate de morphine .	1/4 cent.
	Mêlez pour un paquet.	

Au début de l'accès de migraine franche, une de ces prises, de demi-heure en demi-heure.

Toutes les trois heures, une pilule avec 10 centigr. de bromhydrate de quinine et un quart de milligr. d'aconitine. S'arrêter à trois pilules (Vulpian).

MIGRAINE OPHTALMIQUE (Piéchaud).

℞	Sirop d'éther	64 gr.
	Antipyrine	3 —
	Citrate de caféine	0 — 20
	Chlorhydrate de cocaïne . .	0 — 10
	M. S. A.	

Une cuillerée à soupe de trois en trois heures, jusqu'au calme.

RONDELLES ANTIMIGRAINEUSES (Mayet).

℞	Menthol	} ââ 0 gr. 50
	Chloral	}
	Blanc de baleine.	2 —
	Beurre de cacao	1 —
	M. S. A.	

CHAPITRE X

LES AFFECTIONS DU CŒUR

Le cœur est le plus incontestable des principes de vie : c'est lui qui, dans l'organisme animal, apparaît le premier et meurt le dernier. C'est l'acropole du corps (Aristote). Aussi, les affections du cœur sont-elles cause de perturbations profondes dans toutes les fonctions de l'économie : la moindre lésion de l'organe central circulatoire retentit sur tous les autres organes, auxquels il a pour mission d'envoyer avec le liquide sanguin, la chaleur, la nutrition et la vie. L'altération d'une valvule produit toujours une diminution de la pression dans les vaisseaux en aval et une augmentation en amont : il y a donc anémie artérielle et congestion veineuse. Le sang, insuffisamment oxygéné, devient noir et épais : le cœur présente des battements intermittents, irréguliers, l'oppression est constante; fréquemment le malade présente, avec l'angoisse respiratoire, des tendances aux syncopes. Les viscères, en général, se ressentent toujours de la stase sanguine : il se fait du catarrhe et de l'œdème pulmonaire, de l'engorgement du foie, se traduisant par la jaunisse et par l'hydropisie du ventre; de la congestion rénale amenant l'albuminurie, etc.

Tous ces symptômes sont susceptibles de cesser, momentanément, par suite de l'hypertrophie providentielle et compensatrice de la cavité du cœur située en amont de l'obstacle : mais cet équilibre, instable et temporaire, ne tarde pas à se rompre, surtout lorsque la lésion du cœur est ancienne et n'a pas été reconnue dès le début.

Ordinairement, les lésions organiques du cœur succèdent à des accidents aigus d'endocardite, qui sont eux-mêmes les complications habituelles du rhumatisme articulaire aigu généralisé. Dans ces cas, il est très facile de reconnaître le mal, qui se présente, d'ordinaire, avec des caractères immédiatement sensibles à l'auscultation. Mais, il est certaines formes, plus sournoises, dans lesquelles l'auscultation ne révèle rien ou pas grand'chose. Le malade, interrogé, se plaint de douleurs vagues et passagères, de crampes dans les membres et dans le cou, de fourmillements et d'engourdissements, de contractures, de raideurs et de secousses musculaires, survenant de préférence pendant la nuit, d'inquiétudes dans les jambes, avec besoin invincible de les mouvoir. Tous ces symptômes, exagérés à la fin de la journée, impliquent un sommeil léger et inquiet, entrecoupé de réveils brusques. Ils indiquent le commencement d'une lésion circulatoire de cause indépendante du rhumatisme aigu : tous les praticiens ont pu, comme nous, en faire la remarque.

La disposition *arthritique* (en dehors de toute attaque rhumatismale ou goutteuse) est susceptible d'engendrer l'*athérome*, qui est une dégénérescence, graisseuse ou calcaire, de la tunique interne des artères. L'athérome se reconnaît principalement à la sensation de tuyaux de pipes que donnent les artères au toucher, et à l'*arc sénile* qui entoure la cornée; on l'appelle arc sénile, parce que l'athérome est d'ordre à peu près constant chez les vieillards, ce qui a fait dire à Cazalis : « On a l'âge de ses artères ».

L'athérome est la cause, souvent méconnue, des obstructions du foie, des lésions chroniques des reins, des troubles cérébraux. Il occasionne volontiers des embolies (caillots) et des anévrismes. Mais l'une de ses conséquences les plus ordinaires est l'hypertrophie du cœur, résultat du travail inusité qu'impose à ce muscle la perte de l'élasticité artérielle, perte à laquelle il est forcé de suppléer. Pour ce qui est des anévrismes, l'influence de l'alcoolisme et des efforts excessifs, et surtout celle du climat, sont au moins aussi actives que celles de l'athérome : il suffit, pour s'en convaincre, de jeter les yeux sur les musées anatomiques de l'Angleterre, si riches en anévrismes de tout genre, alors que ceux de notre pays sont presque dénués de ces pièces.

Que dire des influences morales sur le fonctionnement du cœur? Quoique entièrement dépossédé de son titre ancien de *centre affectif*, le cœur subit, évidemment, le contre-coup des sentiments gais ou tristes, violents ou tendres! Il gonfle pendant l'angoisse, bondit pendant la joie, frémit dans l'espérance. De là à admettre l'action des causes morales pour la genèse des affections du cœur physique, il n'y a qu'un pas, et la clinique, malgré toute sa rigueur scientifique, l'a, depuis longtemps, franchi.

Corvisart, le grand spécialiste du cœur, faisait jouer aux bouleversements moraux un rôle immense dans la pathologie de cet organe: c'est aux émotions terribles de la tourmente révolutionnaire qu'il rapportait la plus grande partie de sa nombreuse clientèle de cardiaques. Il est vrai qu'à cette époque, Bouillaud n'avait point encore découvert la loi des relations qui unissent le rhumatisme et les lésions du cœur. Quoi qu'il en soit, il est bien certain que les secousses morales, la vie politique, les chagrins et les querelles ont une action néfaste sur le cœur : ajoutez-leur les veilles, les excès de tout genre, le jeu, l'abus des excitants, de l'alcool et du tabac (surtout si le sujet est naturellement congestif, pléthorique ou arthritique), et vous expliquerez ainsi bien des maladies du cœur survenues en l'absence de toute initiation rhumatismale aiguë. Il faut remarquer aussi que l'estomac et le cœur, innervés qu'ils sont de manière analogue, sont reliés par une étroite solidarité organique. Les troubles gastriques retentissent, pour cette raison, très fréquemment, sur l'organe central de la circulation.

L'hygiène des cardiaques se résume dans la tranquillité paisible du moral et du physique, le séjour à la campagne, dans un milieu tempéré et uniforme, convenablement abrité contre le vent. Les efforts musculaires exagérés ou prolongés, les excitations sexuelles, et tout ce qui, dans le régime, peut augmenter la tension sanguine (repas copieux, vins fins, café, liqueurs) sont souverainement nuisibles. Un régime mixte, mais frugal, avec du lait ou de l'eau rougie comme boissons; quelques laxatifs et lavements, de temps à autre, pour empêcher la pléthore veineuse abdominale et remédier aux indigestions, dangereuses surtout par les secousses du vomissement : telles sont les règles d'hygiène convenant le mieux aux cardiaques. On leur recommandera enfin des vêtements peu serrés, incapables d'entraver la circulation; pendant la nuit, ils devront se coucher sur le côté droit, afin d'éviter la gêne que produirait, sur les mouvements du cœur, la compression de cet organe par l'estomac ou par le foie.

Les médicaments qui conviennent le mieux aux cardiaques sont : la digitale, la caféine et l'arséniate de strychnine, lorsqu'il s'agit de tonifier et de régulariser l'action du cœur; l'opium, le chloral et les bromures, lorsque l'action sédative, au contraire, se trouve indiquée. Enfin, de petites doses d'arsenic et d'iodure de sodium lutteront, avec avantage, contre les oppressions nerveuses et contre l'angoisse respiratoire.

On peut, de bonne heure, déraciner l'hérédité cardiaque chez les enfants, par une gymnastique méthodique au grand air, l'étude du chant, l'hydrothérapie, les inhalations d'oxygène. Il ne faut pas manquer, dans le jeune âge, de combattre l'anémie et le lymphatisme (l'arthritisme en herbe), par les ferrugineux, l'arsenic et surtout les préparations iodées.

Dans les cas de dégénérescence graisseuse

du cœur, l'école allemande recommande, avec raison, le traitement mécanique par l'exercice gradué (et principalement les efforts ascensionnels, dirigés avec méthode). Quant au régime alimentaire de ces malades, il doit être calqué sur celui des polysarciques[1].

[1] Voir plus loin.

CHAPITRE XI

L'ANGINE DE POITRINE

CETTE maladie est caractérisée par une douleur déchirante dans la région médiane et antérieure de la poitrine, accompagnée d'un état d'angoisse effrayant, inexprimable. Malgré de nombreux et remarquables travaux, l'angine de poitrine (que l'on pourrait plus justement dénommer *angine du cœur*) est encore mal connue ou du moins fort discutée dans sa nature. C'est notre savant confrère, le Dr Gélineau, qui a consacré à cette maladie (dont la fréquence semble augmenter tous les jours) la monographie la plus remarquable à coup sûr.

Quoique existant probablement de toute an-

8.

tiquité, l'angine de poitrine n'est guère connue que depuis les descriptions de Rougnon et d'Héberden (fin du siècle dernier). Par d'habiles recherches historiques, le Dr Gélineau nous démontre que, dans l'antiquité, Sénèque, et, dans l'histoire moderne, Louvois, le maréchal de Schomberg, le chirurgien John Hunter, la duchesse de Nemours, etc., ont dû succomber à cette grave affection, dont les symptômes saillants sont : une douleur brutale et constrictive derrière le sternum, qui s'irradie du côté du bras gauche (cette douleur terrifie littéralement le malade, qui sent en lui comme *une pause universelle des opérations vitales*). La respiration et le pouls sont pourtant peu modifiés; mais si les accès se répètent et se prolongent, la mort subite en est la fréquente terminaison. Autrefois, cette fatale issue était la règle; mais, aujourd'hui, une médication rationnelle guérit ou améliore la plupart des angineux.

Plus rare chez la femme que chez l'homme, l'angine de poitrine présente son maximum de fréquence de 50 à 60 ans. Les professions les plus atteintes sont celles que M. Gélineau appelle, très heureusement, les professions *émotives* : avocats, acteurs, artistes, hommes politiques, professeurs, etc. La profession médicale a été, depuis quelques années, très éprouvée par cette maladie, à laquelle Chauffard, Broca, Delpech, Peisse, Raynaud, Hillairet, etc., ont succombé, pour ne parler que des victimes les plus connues. Quant à la profession politique, qui est un surmenage cardiaque de tous les instants, elle prédispose aussi puissamment à l'angine de poitrine. L'obésité et la pléthore, le climat humide (Angleterre), l'alcoolisme, qui vieillit si étrangement le cœur et les artères, sont également des causes prédisposantes générales. Les blessures des nerfs, l'accouchement, les névralgies anciennes, l'hystérie et l'épilepsie, l'hypocon drie et tous les états névropathiqnes en général, l'irritation spinale, les dyspepsies anciennes et rebelles, l'anémie excessive, l'empoisonnement par les vapeurs de charbon, sont certainement aussi les causes occasionnelles les plus capables d'engendrer des accès d'*angor pectoris*.

Les rhumatisants, et surtout les goutteux,

sont fortement prédisposés à la maladie : ce qui nous explique pourquoi Graves, l'illustre clinicien de Dublin, aimait à l'appeler « *diaphragmatic gout* ». C'est ce maître qui signala également le premier l'action, indéniable, du tabac sur les sujets prédisposés à l'angine de poitrine. Les fumeurs de cigarettes (surtout lorsqu'ils se saturent de fumée avalée), présentent, d'abord, des palpitations, des intermittences du cœur, puis une sorte d'angoisse respiratoire nicotinique, qui les mène, graduellement, à l'angine de poitrine la plus caractérisée. L'abus du thé et du café prédisposent de même certains sujets (quoique à un degré bien moindre) à l'invasion du terrible mal.

Quels sont maintenant les individus qui présentent la prise la plus facile à l'action de ces causes déterminantes? Ce sont, évidemment, ceux qui ont déjà des lésions du cœur et des artères : dégénérescences des vaisseaux, aortites aiguës et chroniques, athérome, insuffisance aortique, anévrisme de l'aorte, lésions rhumatismales des enveloppes du cœur, dégénérescence graisseuse de cet organe, tumeurs du thorax ou de l'abdomen, etc., etc. L'accès éclate, ordinairement, à l'occasion d'un effort : toux, parole exagérée, mouvement des bras, marche précipitée ou marche en voiture contre le vent (c'est ce qui occasionna la mort du ministre Ricard), ascension ou descente d'un escalier, rapports sexuels, efforts de défécation, etc... Les émotions vives, colère, joie subite, etc..., la digestion, les excès de table, les écarts de régime appellent également la sensation de griffe rétro-sternale et le retour des terribles crises angineuses sur les sujets prédisposés.

On voit, par ce rapide exposé, que cette triste affection, dont les conditions causales sont si étrangement variées, ne peut guère être considérée comme une maladie univoque, *essentielle*, suivant le sens que les anciens attachaient à ce mot. Rien n'est plus vrai que la proposition due à M. Huchard : « Il n'y a pas *une* angine, il y a *des* angines de poitrine. » Rien n'est aussi, plus délicat, pour le médecin, que de se prononcer avec certitude sur le pronostic, surtout, dit excellemment le docteur Gélineau, surtout lorsqu'il assiste à l'évolution dramatique d'un premier accès : « Qu'il se souvienne combien de fois, en effet, la tragédie n'a comporté qu'un seul acte! » Les formes morbides les plus graves sont, sans contredit, celles qui se rattachent à la goutte, aux empoisonnements, et surtout aux lésions organiques du cœur.

La variété des causes indique aussi la variété des traitements à diriger contre l'angine de poitrine. Le meilleur traitement de l'accès consiste dans les inhalations de nitrite d'amyle, 4 à 6 gouttes sur un mouchoir; et dans l'absorption d'une potion de 120 grammes, contenant dix gouttes d'une solution au centième de nitro-glycérine. On doit aussi employer l'injection sous-cutanée de morphine, qui est l'un des plus puissants calmants que nous possédions contre l'élément douleur. L'électricité, appliquée sous forme de courants continus, semble agir surtout avec succès dans les formes névralgiques de la maladie qui nous occupe; le bromure de potassium est souvent aussi excellent dans ces cas-là. Les angineux doivent absolument fuir le tabac, le café, l'alcool, le vin blanc et toutes les causes diverses énumérées précédemment comme capables de réveiller leur accès. Dans les formes organiques du mal, la meilleure médication est celle par l'iodure de potassium ou de sodium, pris dans du lait, aux doses de 1 à 3 grammes par jour. Comme traitement hygiénique, il faudra éviter les fatigues et les émotions, le froid humide, les excès alimentaires, l'équitation, toutes sortes de jeux ; en un mot, ce qui est capable d'exciter outre mesure le fonctionnement du cœur et l'impulsion circulatoire.

QUELQUES FORMULES POUR LE CŒUR

PILULES TEMPÉRANTES TONIQUES DE CHOMEL

℞ Poudre de digitale . . . . — de scille	ââ 1 gr.
Fer réduit par H	0 — 10
Extrait mou de quinquina. .	Q. S.

F. S. A. 1 pilule. 2 par jour.

PALPITATIONS DES ARTHRITIQUES (Bowditch).

℞ Poudre de digitale.	0 gr. 50
— de semence de colchique	1 —
Bicarb. sod.	1 — 50

M. S. A.
M. et divisez en 20 pilules.

Trois ou quatre par jour, pendant huit jours; puis une pilule seulement le soir en se couchant, pendant un mois.

NÉVROPATHIE CARDIAQUE (Bouchut).

℞ Julep gommeux . . . . . . 120 grammes.
Liqueur d'Hoffmann . . . . XII gouttes.
Castoreum . . . . XX —
Extrait de valériane. . . . . 0 gr. 75
M. S. A.

Une cuillerée aux moments des palpitations nerveuses ou de l'angoisse cardiaque.

VERTIGES DES CARDIAQUES (Monin).

℞ Teinture de boldo . . . . }
— de musc . . . . } ââ 15 grammes.
— de digitale . . . }
M.

Douze gouttes avant le repas, dans une infusion de fleurs de genêts.

LAVEMENT CONTRE LES CRISES DE L'INSUFFISANCE AORTIQUE (Séc).

℞ Eau de camomille . . . . . 150 grammes.
Mucilage de gomme . . . . Q. S.
Hydrate de chloral. . . . . 3 grammes.
M.

INSUFFISANCE MITRALE (Monin).

℞ Sirop de café . . . . . . }
— de quinquina . . . } ââ 80 grammes.
— d'asperges. . . . . }

Extrait de convallaria. . . . 10 grammes.
Iodure de sodium . . . . . 4 —
M.

Trois cuillerées à soupe par jour.

(Dans les lésions chroniques du cœur, entretenir, en bas du mamelon, un cautère permanent à la pâte de Vienne.)

PILULES CARDIAQUES (Huchard).

℞ Benzoate de soude . . . . }
Caféine citrate. . . . . . } ââ 3 grammes.
Ext. de stigm. de maïs . . }
Huile essentielle d'anis . . . III gouttes.
F. S. A. 60 pilules (4 par jour).

En cas de dypsnée soudaine, régime lacté exclusif, ventouses sèches, inhalations d'iodure d'éthyle et potion à l'iodure de sodium.

En cas d'exagération impulsive du cœur, donner le bromure de sodium et celui d'ammonium dans la tisane de coronille.

CONTRE LA CRISE D'ANGINE DE POITRINE

Faire respirer sur un mouchoir quelques gouttes de nitrite d'amyle.

Injection hypod. avec 1/2 Pravaz du mélange de Dujardin-Beaumetz :

℞ Eau de laurier-cerise. . . . 23 gr.
Alcool à 86° . . . . . . 1 — 50
Bromhydr. de cicutine. . . 0 — 50
M. S. A.

Saignée du bras, ventouses scarifiées précordiales, sinapismes aux membres inférieurs. Lavement de chloral. Potion avec un centigramme de morphine et dix gouttes de teinture de vératre vert.

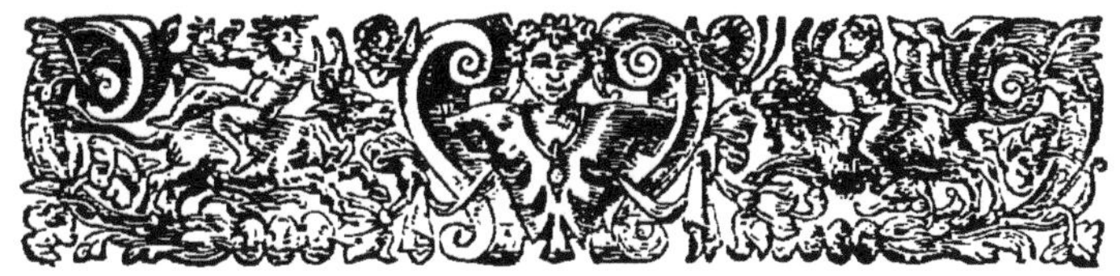

CHAPITRE XII

DE L'ASTHME

L'ÉTYMOLOGIE du mot *asthme* est, d'après Charles Toubin : *a* privatif et *asthma*, respiration. Cela correspond à l'acception vulgaire du terme, qui s'étend à toute difficulté respiratoire quelle qu'elle soit. Mais, en médecine, nous limitons l'appellation d'asthme à une névrose pulmonaire, caractérisée par des accès d'oppression d'intensité variable, revenant à des laps de temps plus ou moins espacés, et dans l'intervalle desquels le sujet peut jouir de la plus parfaite santé apparente.

Après un jour ou deux de malaise vague et de pesanteur de tête, l'accès surprend, brusquement, l'asthmatique, ordinairement la nuit, pendant son sommeil. Le réveil est brutal, angoissant : comme mû par un ressort, le malade se lève, soudain suffoqué ; il lui semble que sa poitrine se resserre et qu'il va périr d'asphyxie ; anxieux, il se dresse, d'abord, sur son séant ; mais bientôt il saute à la fenêtre, qu'il ouvre pour se procurer l'air frais dont ses poumons ont une soif ardente. Mais c'est en vain qu'il cherche à faire pénétrer, dans son thorax convulsé, le *pabulum* vital qui lui manque ; c'est en vain que, les bras arc-boutés contre un mur ou un meuble, il cherche un point d'appui fixe pour le jeu des muscles qui concourent à l'acte respiratoire... La face violacée et vultueuse, les yeux saillants *comme chez ceux qu'on étrangle* (Arétée); les narines alternativement dilatées et resserrées dans un mouvement rapide; la parole entrecoupée, le corps entier baigné d'une sueur froide, etc., le malheureux asthmatique s'efforce, désespérément, au prix des plus grands efforts, d'*inspirer* un oxygène de Tantale. C'est à peine si quelques grammes d'air pénètrent dans ses bronches, qui sifflent et ronflent sinistrement, au milieu du silence nocturne...

Cependant, arrive ce que Dante appelle la clarté enrouée du jour; et une admirable détente aussitôt se produit, comme par enchantement, dans la situation pénible de l'asthmatique. Et la crise prend fin par des expectorations assez abondantes, tantôt de mucus filant ou spumeux, tantôt de petits crachats consistants, affectant la forme moulée du vermicelle cuit. Un sommeil réparateur apaise, comme un baume, la fatigue musculaire et l'angoisse morale. Au réveil, il ne subsiste qu'un peu d'embarras gastrique et une invincible constipation; — ce qui faisait écrire (à tort) à van Helmont : le nid de l'asthme est l'estomac.

L'asthme s'explique fort bien par une névrose du pneumogastrique, qui cause le spasme convulsif intermittent des muscles respiratoires. La durée d'un accès ne dépasse point trois ou quatre heures; mais l'accès se reproduit, d'habitude, cinq ou six nuits consécutives. Nos lecteurs savent qu'il est un mal, coutumier aussi de plusieurs *accès* (dont l'ensemble forme ce qu'on appelle *attaque*): c'est la goutte. Or, l'asthme est fréquent dans la diathèse urique. Il est l'apanage des arthritiques : il coïncide volontiers avec la podagre, la gravelle, le rhumatisme, l'eczéma, les hémorroïdes, la migraine, la sciatique, etc., que nous savons être les enfants de cette grande et belle famille de l'arthritisme, si répandue et si considérée de par le monde. L'arthritisme est, en effet, la maladie des classes dirigeantes, *morbus dominorum*, la revanche de la Fortune.

C'est à Graves et à Trousseau que l'on doit la découverte des liens de parenté unissant l'asthme à l'arthritisme. Trousseau a même décrit, chez les goutteux, certaines formes de coryza qui ne seraient que des manifestations atténuées de l'asthme.

On dit et l'on répète que l'asthme est un brevet de longévité : c'est peut-être parce que la plupart des vieillards en souffrent. C'est un raisonnement logomachique. Toutefois, l'asthme est un mal plus pénible que redoutable : un accès n'est jamais mortel — à moins pourtant qu'il n'entraîne, par rupture vasculaire, une hémorragie cérébrale ou pulmonaire foudroyante.

Nous venons de dire que l'asthme est fréquent chez les vieillards : il s'accompagne souvent alors de catarrhe pulmonaire et de lésion du cœur, ainsi que d'une sorte de prostration cachectique. Mais c'est une maladie qui est loin d'être rare chez l'enfant, surtout dans les pays froids et humides, comme l'Angleterre et certaines portions de notre France.

Le traitement le plus efficace de l'asthme consiste à prendre, quinze jours par mois, 1 gr. d'iodure de potassium, dans du lait ou de la bière, tous les soirs avant le dîner. Pendant les quinze autres jours, cinq milligrammes d'arséniate de soude, quotidiennement. Quant au traitement de l'accès, il faut renoncer à cette méthode abortive ancienne, fort dangereuse, qui consistait à toucher la gorge avec un pinceau imbibé d'alcali volatil. Nous avons, aujourd'hui, dans les collutoires à la cocaïne et les inhalations de pyridine, des agents curatifs efficaces et sans danger. On peut aussi, pendant l'accès, faire brûler une poudre, composée suivant la formule de Morell-Mackenzie, avec parties égales de feuilles sèches de stramoine, lobélie, tabac, belladone, lavande, thé noir, graines d'anis et fenouil, résine de benjoin, le tout humecté avec une solution saturée de nitrate et de chlorate de potasse. Quelques gouttes d'iodure d'éthyle, sur un mouchoir, réussissent à certains malades. En même temps, on administre, de cinq en cinq minutes, une cuillerée à café d'un mélange de sirop de tolu et de sirop d'éther. Si l'accès, très violent, ne cédait point devant ces moyens, il faudra pratiquer une injection de morphine à un centigramme.

Si l'on soupçonne une lésion du cœur, on donnera la digitale, les bromures ou l'opium, suivant les cas. Si le malade a de l'emphysème (ce qui est fréquent à la suite des accès, à cause de la dilatation des vésicules pulmonaires sous l'influence des efforts respiratoires), on conseillera : les inhalations d'oxygène, les bains d'air comprimé, les bains sulfureux, les arsénicaux et les balsamiques.

Le malade atteint d'asthme doit rechercher les lieux bas et abrités, éviter les températures extrêmes, et vivre dans une atmosphère aussi douce et égale que possible. On lui recommandera l'exercice en plein air, la marche et l'équitation notamment, le port des vêtements de laine, les frictions sèches ou alcooliques sur tout le corps ; l'électricité statique. Il devra éviter les ascensions, les exercices violents, les émotions vives, l'alimentation trop excitante (surtout au repas du soir). Enfin, le malade fuira comme la peste tout ce qui est susceptible de réveiller chez lui un accès : la température élevée, naturelle ou artificielle, les poussières, les odeurs, parfums, vapeurs ; le passage brusque du chaud au froid, de la ville à la campagne. A ce propos, les Anglais ont décrit, sous le nom d'*hay fever*, une variété curieuse d'asthme, qui survient, à l'époque de la fenaison, chez les sujets prédisposés. Encore une recommandation minuscule, mais qui a sa valeur : il faut toujours bassiner le lit de l'asthmatique, — le seul contact des draps froids pouvant servir d'agent provocateur à l'accès.

Quant à l'aération de la chambre à coucher, elle devra être assurée, pendant la nuit, par l'entr'ouverture des fenêtres, les per-

9.

siennes étant closes et les rideaux fermés, le sujet étant bien couvert et comme vêtu dans son lit. C'est par cette pratique des *fenêtres ouvertes* que l'on a guéri, en Allemagne, des milliers de phtisiques ; c'est aussi par l'air en abondance que l'on triomphera de cette déséquilibration respiratoire dont souffrent les asthmatiques. Tel air, tels poumons.

L'outrancisme de la diète atmosphérique et la crainte exagérée des courants d'air ont créé des milliers de valétudinaires et d'invalides de tout genre, et chauffé quantité de candidatures à la phtisie.

FORMULAIRE DES ASTHMATIQUES

TRAITEMENT DE L'ACCÈS (G. Sée).

1° Pyridine, pour prendre une aspiration trois fois par jour dans une soucoupe chaude ; en mettre une cuillerée à café. Aspirer pendant vingt minutes.

2° Aussitôt après chaque aspiration, prendre une grande cuillerée à bouche de la solution suivante :

℞ Sirop de tolu	}	ââ 250 gr.
— diacode	}	
Iodure de potassium		25 —

M. S. A.

PILULES DE LATHAM

℞ Poudre de Dower	0 gr. 20
— de scille	0 — 05
Calomel	0 — 05
Gomme ammoniaque	0 — 05

M. pour pilule.

De 3 à 6 par jour.

SOLUTION DE TROUSSEAU

℞ Eau distillée	100 gr.
Arséniate de soude	0 — 05
Teinture de cochenille . . .	XX gouttes.

M.

Une cuiller à café avant chaque repas.

ASTHME ARTHRITIQUE (Monin).

℞ Sirop de café	300 grammes.
Alcoolature d'aconit	XX gouttes.
Iodure de lithium	10 grammes.

M. S. A. Une cuillerée à soupe avant le dîner et une dans la nuit.

CIGARETTES ANTIASTHMATIQUES (Hirtz).

℞ Extrait de datura	5 grammes.
Alcool à 40°	50 —
Feuilles de tabac	100 —

Nitre . . . . Iodure de potassium . . .	} ââ 5 grammes.

F. S. A. 100 cigarettes.

Sirop d'éther, une cuillerée à café, de quart d'heure en quart d'heure, pendant les accès.

POUDRE ANTIASTHMATIQUE (Cléry).

℞ Poudre de feuilles de stramoine.	30 grammes.
— de feuilles de belladone	30 —
— de nitrate de potasse.	5 —
— d'opium.	2 —

Mêler, faire brûler cette poudre sur une pelle rougie et aspirer la fumée.

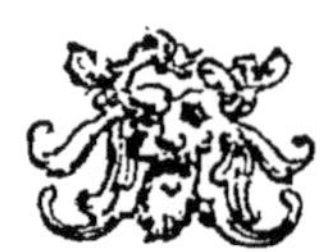

CHAPITRE XIII

L'ENGORGEMENT DU FOIE ET LES HÉMORROÏDES

Le foie est le régulateur de l'hématose alimentaire, disait Bichat, tout comme le poumon est celui de l'hématose aérienne.

Les progrès de la physiologie n'ont en rien infirmé cette proposition. En pratique, dès que les fonctions dépuratrices et vasculaires de la glande abdominale sont troublées, on voit apparaître divers symptômes morbides : sensibilité de l'épigastre, alternatives de diarrhée et de constipation, urines troubles, lassitude lombaire, marche difficile et hésitante, vertiges, somnolence après les repas, bouffées de chaleur au visage, développement des varices aux jambes et surtout des hémorroïdes;

ajoutez à ces symptômes un sommeil troublé, la tendance aux saignements de nez et aux maux de gorge, une toux fatigante (*angine arthritique, toux hépatique* des anciens auteurs).

Pour reconnaître d'une manière précise l'engorgement du foie, en dehors de ces désordres fonctionnels, nous avons le diagnostic anatomique, qui nous permet de constater l'augmentation de volume de l'organe, débordant plus ou moins les fausses côtes. Quant aux causes du mal, elles résident principalement dans la disposition arthritique ou congestive. Les excès de table et surtout l'abus du vin, la dyspepsie mal soignée, le séjour dans les pays chauds, l'usage irraisonné, si fréquent, des purgatifs, développent souvent les hépatites chez les sujets prédisposés. Dans nos pays, ce sont surtout les excès dans le boire et le manger qui sollicitent l'engorgement du foie : c'est peut-être pour cette raison que cette maladie est si fréquente en Allemagne, où la plupart des médecins reconnaissent encore la vérité du vieux théorème de Stahl : *vena portarum porta malorum*,

« la veine-porte est la porte de tous les malheurs. »[1]

Les gros mangeurs (et surtout ceux qui abusent des épices et du vin pur) ont, normalement, le foie irrité par leur inévitable état de gastro-duodénite chronique : toutes les fractions du tube digestif sont, en effet, unies dans la plus étroite des solidarités. Il arrive cependant, parfois, qu'une lientérie providentielle vient, chez les gros mangeurs, provoquer une utile dérivation à l'engorgement des veines abominales ; le foie se trouve ainsi, momentanément, libéré. Mais le sujet profite alors de cet état de bien-être pour commettre de nouveaux excès et retombe bientôt dans le précipice hépatique ouvert devant lui.

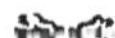

Nous avons parlé, tout à l'heure, des hémorroïdes. Ces tumeurs sanguines, constituées par des *varices* (c'est-à-dire des dilatations

[1] L'école allemande considère la circulation abdominale comme une sorte de réservoir régulateur pour la circulation générale. Aussi fait-elle jouer à l'engorgement porte (*unterleibsvollblütigkeit*) un rôle pathologique *di primo cartello.*

veineuses) du rectum, siègent à l'intérieur ou à l'extérieur, sous forme de bourrelets noirâtres et bosselés. L'hémorragie est le remède habituel et infaillible des hémorroïdes : cette fluxion sanguine débarrasse, mieux que la meilleure des saignées, l'engorgement de la veine-porte. Mais il ne faut pas, toutefois, que l'hémorragie rectale se répète trop fréquemment : car alors elle donnerait naissance, insidieusement, à une anémie des plus graves.

Les écarts de régime, la marche prolongée, les fatigues de tout genre, la station assise habituelle, favorisent les poussées hémorroïdaires. Elles sont l'apanage presque exclusif des arthritiques; ce qui nous explique, d'ailleurs, leur fréquente transmission par l'hérédité et aussi certaines de leurs prédilections ethniques (Allemands, Anglais). Chez les pléthoriques, en proie à la *diathèse congestive*, les hémorroïdes constituent, d'une manière absolument certaine, une soupape de sûreté, assidue protectrice de la machine animale. Il en est fréquemment de même des varices; et nous avons pu observer, plusieurs fois, des accidents graves d'engorgement hépatique, céder au développement variqueux des veines des jambes, qui agit alors comme une puissante et permanente saignée virtuelle, éminemment propice aux congestifs diasthésiques... Or, on remarquera que ce sont les arthritiques, les congestifs, qui ont précisément la vocation variqueuse.

Nous concluons de tout cela que, sauf les cas d'hémorragies excessives ou de complications névralgiques et fistulaires, il ne faut traiter les hémorroïdes que par des palliatifs : quelques paquets de fleur de soufre à l'intérieur, un ou deux lavements très chauds, quelques onctions d'une pommade calmante et astringente à la fois : voilà à quoi doit se borner l'intervention médicale. Pendant la poussée, un régime doux, végétal, laxatif, est de rigueur, ainsi que l'usage de sièges élastiques convexes.

Pour ce qui est de l'alimentation, en cas d'obstruction veineuse abdominale, le régigime est, d'ordinaire, assez facile à faire suivre. La plupart des patients détestent, instinctivement, la viande et les corps gras, pour rechercher, d'eux-mêmes, l'usage des fruits, des légumes verts, des substances fraîches et acidules (lait, raisin, oranges, eaux minérales de table, etc.). L'exercice (et surtout le tricycle et le cheval) leur est très recommandable, ainsi que les bains alcalins fréquents, extrêmement salutaires à tous ceux qui ont de la tendance aux congestions hépatiques. Les lavements froids quotidiens, avec un verre et demi d'eau de seltz artificielle, nous ont rendu également de réels services, pour secouer la torpeur du foie et favoriser la déplétion du système porte. Nous avons enfin employé, récemment, avec un très grand succès, pour réveiller la circulation hépatique, les frictions énergiques pratiquées, dans la région du foie, avec la moitié d'un citron : les nègres des Antilles connaissent, de temps immémorial, ces frictions empiriques, contre la fièvre jaune, dont le foie est le lieu d'élection anatomique, chacun le sait.

Tout ce qui est friction ou massage réussit, d'ailleurs, merveilleusement, sur l'abdomen, en réveillant par une action directe, la paralysie des fibres musculaires, qui, de proche en proche, décongestionnent les viscères obstrués, par une action plus vitale, peut-être, qu'elle n'est mécanique. Les frictions réveillent, solidairement, la tonicité de l'estomac et de l'intestin, augmentent l'activité sécrétoire du tube digestif, guérissent la constipation et la pneumatose intestinale et éloignent l'hypocondrie, cette fidèle compagne de toutes les affections abdominales, le plexus solaire étant (comme l'ont très bien vu les anciens) le *cerveau des passions tristes*...

Un précepte capital, toutes les fois que la glande hépatique est sujette à s'engorger, consiste à surveiller le régime : ne tolérer que les viandes blanches et les poissons d'eau douce; interdire les œufs et les graisses; prescrire le large usage du lait, du fromage frais, des légumes verts et de la bouillie des céréales; supprimer, enfin, toutes sauces savantes et condiments incendiaires; remplacer le café par du thé léger, le vin par de la petite bière; interdire radicalement l'eau-de-vie et les liqueurs, etc.

Voici, pour terminer, le type de nos ordonnances aux hépato-congestifs hémorroïdaires :

Tous les matins, une demi-cuillerée à soupe de cet électuaire :

℞ Soufre lavé	2	parties.
Miel de Chamounix	1	—
M. S. A.		

Tous les jours, un litre de tisane de grande consoude additionnée d'une cuillerée à soupe d'*extrait* d'hamamelis.

Pommades : avec beurre frais et persil pilé, parties égales (Bouchut).

POMMADE (Monin).

℞ Onguent populéum	40	grammes.
Lanoline	10	—
Cachou	4	—
Extrait d'hamamelis	3	—
M. S. A.		

Pour onctions trois fois par jour.

FRICTIONS DE KOBERT CONTRE LES VARICES

℞ Lanoline	15 gr.
Huile d'amandes douces	5 —
Chlorure de baryum	1 — 50
Eau distillée	Q. S.
M.	

Pour frictions, trois fois par jour.

Contre la constipation, qui entretient les hémorroïdes et favorise l'obstruction abdominale, il faut observer les préceptes suivants, développés dans notre *Formulaire :*

Reconnaître la cause (occlusion mécanique,

parésie intestinale, insuffisance sécrétoire, etc.).

Discipliner l'intestin par des habitudes régulières et par un régime laxatif, végétal, composé de fruits, de légumes verts, pain d'épices, miel, compotes de pruneaux.

Le café et le tabac ont parfois une influence laxative des plus remarquables.

Recommander la gymnastique, les bains, le massage de l'abdomen, les lavements froids avec l'infusion de camomille.

Purgatifs mécaniques. — Pain de son, une cuillerée à soupe de graine de lin, de psyllium, de moutarde blanche, de charbon végétal.

Chez les arthritiques (Tripier) :

℞	Aloès sucotrin.	5 gr.
	Extrait de chardon-marie . .	2 —
	Savon médicinal, ...	7 —
	M. pour 100 pilules.	

Une au repas du soir.

Il faut, en outre, suivre les conseils que sir A. Clarke donne aux personnes constipées[1] :

1° Au lever ou au coucher, boire à petits

[1] Voir notre *Hygiène de l'estomac* et notre *Formulaire de médecine pratique.*

coups et lentement, 125 à 150 gr. d'eau, froide ou chaude;

2° Au lever, lotions froides ou tièdes avec une éponge, suivies d'une friction générale;

3° Vêtements chauds et amples; éviter de se serrer la taille;

4° Surveiller l'alimentation, éviter les épices, les salaisons, les conserves, les gâteaux, les pâtisseries, le fromage, les fruits secs, les noix, le thé trop fort;

5° Marcher une demi-heure ou une heure au moins deux fois par jour;

6° Eviter de s'asseoir ou de travailler longtemps dans une position qui comprime ou resserre le ventre;

7° Solliciter chaque jour l'action des intestins, après le déjeuner : être patient dans cette sollicitation. Si elle reste sans succès le premier jour, recommencer tous les jours une fois à la même heure. Le quatrième jour recourir à un adjuvant. Le meilleur et le plus simple est un lavement composé de parties égales d'eau et d'huile d'olive.

CHAPITRE XIV

LA JAUNISSE

La jaunisse, ou *ictère*, n'est pas, à proprement parler, une maladie : ce n'est, le plus souvent, que le symptôme apparent d'une affection cachée dans ce viscère abdominal si important qui s'appelle le *foie*. L'une des fonctions du foie consiste à sécréter la bile, liquide jaune verdâtre qui s'écoule dans l'intestestin, où il joue son rôle dans les opérations chimiques de la digestion. Si un obstacle matériel, situé à l'intérieur ou à l'extérieur des canaux biliaires, vient s'opposer au cours normal et à l'élimination excrémentitielle de la bile, cette sécrétion, peu à peu, s'accumule dans le sang : la jaunisse est créée. En dehors de tout obstacle au cours régulier de la bile, la jaunisse peut aussi reconnaître pour causes une augmentation insolite de cette sécrétion ou une congestion de la glande qui la fournit. C'est ainsi que la maladie ictérique apparaît, parfois, chez le nouveau-né, par suite de la pression sanguine subitement diminuée dans le foie et de la tension biliaire subitement accrue, au moment où est rompu le cordon ombilical.

La vésicule et les canaux du fiel sont assez fréquemment obstrués, à la suite d'un catarrhe gastro-intestinal, causé par l'influence saisonnière (« il y a des mois, dit pittoresquement le Dr E. Decaisne, il y a des mois où *il pleut de la bile* à Paris »), par les excès de table, l'abus des boissons alcooliques, l'usage immodéré ou intempestif des purgations, les écarts de régime, etc.... La jaunisse peut également survenir à la suite de terreur soudaine ou d'émotion vive : une brusque secousse morale est parfois capable, en effet, de déterminer, chez certains sujets prédisposés, un spasme des conduits excréteurs de la bile, qui les rétrécit, et donne naissance alors à ce qu'on a nommé l'*ictère spasmodique*, ou d'origine émotive.

Mais, le plus souvent, la jaunisse, surtout lorsqu'elle est persistante, a pour cause déterminante une maladie du foie : les calculs biliaires, la cirrhose, les kystes et autres tumeurs de cet organe déterminent ainsi l'obstruction des canaux ou de la vésicule du fiel et empêchent l'élimination normale de la bile de s'effectuer.

Le premier signe de la jaunisse apparaît ordinairement dans les urines, qui revêtent une teinte safran ou acajou à reflets verdâtres ; la chimie y décèle les pigments biliaires. La coloration jaune des téguments commence par le blanc des yeux, et envahit ensuite la face, notamment les lèvres et les tempes : la poitrine et le dos sont atteints secondairement. Il faut remarquer que les parties supérieures du corps sont toujours colorées les premières et le plus fortement. La peau, ordinairement rude, est le siège de démangeaisons intolérables, et de diverses éruptions. Les sécrétions contiennent de la bile : la sueur et les larmes sont jaunes. Les milieux aqueux de l'œil sont également teintés, et c'est ce qui explique la vision en jaune qui existe parfois chez les ictériques.

Les selles des malades, dont la bile est absente, sont, au contraire, décolorées et comme argileuses...

Le sujet est en proie à un malaise général. Il a la bouche amère et mauvaise, l'estomac douloureux, la digestion difficile, de la tendance à la diarrhée et aux hémorragies nasales et autres. Il s'amaigrit rapidement ; il est en proie à de fréquentes nausées et à une soif constante ; son pouls est ralenti, par suite de la curieuse action de paralysie que les sels biliaires exercent sur le cœur. Enfin, Depaul a démontré que, par leur pouvoir excitant sur les fibres musculaires de l'utérus, ces mêmes sels biliaires étaient causes d'avortements, fréquents chez les femmes enceintes atteintes de jaunisse.

Quant l'ictère n'est point lié à une affection chronique du foie, il dure généralement de deux à trois semaines. Sa disparition suit une marche inverse de son développement : la face et les yeux sont encore jaunâtres, alors que déjà le reste du corps a repris son apparence normale.

Le traitement de la jaunisse consiste à administrer d'abord un vomitif, puis des purgations salines douces, ou quelques centigrammes de calomel, pour tâcher d'agir directement sur le foie. Un autre moyen, dont nous avons souvent expérimenté la grande efficacité, pour rétablir la sécrétion hépatique interrompue, et faire couler la bile dans l'intestin, consiste dans l'administration fréquente de grands lavements froids d'une infusion aromatique (camomille, par exemple). Comme boisson, l'ictérique prendra du lait frais, coupé d'eau alcaline. Enfin, le médecin dirigera le traitement selon la cause spéciale, qu'il importe avant tout de reconnaître, si l'on veut agir à coup sûr contre le symptôme *jaunisse*.

L'hygiène des sujets bilieux, prédisposés à la jaunisse et aux affections du foie, sera surtout détaillée lorsque nous traiterons des calculs biliaires. Le bilieux évitera les abus de viandes, et son régime sera plus végétal que carné. Il fuira principalement le gibier, les poissons de mer, crustacés et mollusques, les viandes salées et fumées, la cuisine épicée et les sauces des restaurants. Il ne faut à son estomac ni épices ni excitants d'aucune sorte, mais des légumes verts à tous les repas, des pommes de terre bouillies, des fruits de toute nature, sauf les fruits huileux. Comme pain, du pain de ménage très cuit; comme potages, des potages maigres aux herbes. Il s'abstiendra, autant que possible, des œufs, du foie gras, du fromage, des pâtisseries, qui sont des éléments excitateurs du foie. Comme boissons, nous lui conseillons de la petite bière, étendue d'une eau minérale légèrement gazeuse et alcaline; du café et du thé légers.

Enfin, le bilieux a absolument besoin de grand air et de bains très fréquents, suivis de frictions. Les eaux minérales alcalines ont été créées spécialement pour lui, par la bonne nature; elles abondent en notre pays, et point n'est besoin de les chercher à l'étranger. L'hydrothérapie et les cures de lait, de petit-lait et de fruits, rendent également de très grands services aux malades qui souffrent d'affections du foie. Nous leur avons fréquemment conseillé aussi les cures de raisin, qui ont le double avantage d'activer le fonctionnement intestinal, en introduisant à la fois, dans le torrent circulatoire, des sels alcalins naturels, et, pour ainsi dire, *vivants*[1].

TEINTURE ANTIBILIAIRE (Monin).

℞ Teinture de boldo	}	
— de rhubarbe. . .	}	
— d'hydrastis . . .	}	ââ 5 grammes.
— de jalap	}	
— de savon	}	
M. S. A.		

Dix gouttes trois fois par jour dans une infusion de pichi.

MIXTURE CONTRE ICTÈRE (Mutzel).

℞ Eau distillée		250 grammes.
Extrait de centaurée . . .	}	
— de gentiane . . .	}	ââ 5 —
Tartrate de potasse . . .	}	
M. S. A.		

Une cuillerée à soupe toutes les deux heures dans du suc d'herbes.

ÉLECTUAIRE DE KORT

℞ Conserve de cochléaria. .		100 grammes.
Extrait de chiendent. . .	}	
— de pissenlit. . . .	}	ââ 50 —
Acétate de potasse	}	
M.		

Une cuillerée à café quatre fois par jour.

[1] Voir notre *Hygiène de l'estomac*, page 151.

PILULES DE BAMBERGER

℞ Extrait d'aloès	. . . . . .	3 grammes.
— de rhubarbe	. . . .	2 —
— de pissenlit	. . . .	5 —

Pour 60 pilules.

Trois matin et soir.

CHAPITRE XV

LES COLIQUES HÉPATIQUES

Fréquente surtout de quarante à cinquante ans, la colique hépatique se manifeste, tantôt sous les simples apparences de crampes d'estomac (*gravelle* biliaire), tantôt par des crises aiguës et déchirantes, atroces, dont le siège est à droite, sous les fausses-côtes et dont les douleurs s'irradient dans l'épaule droite et les reins (*calculs* biliaires). Expression ordinaire de cet acidisme humoral, lié volontiers au vice arthritique, le calcul biliaire varie du volume d'une lentille à celui d'un œuf; tantôt régulier et lisse, tantôt anguleux et recouvert d'âpretés, on conçoit aisément qu'il donne lieu, suivant les difficultés plus ou moins grandes de son expulsion, à des désordres plus ou moins graves dans l'économie vivante.

Les concrétions hépatiques constituent l'une des modalités les plus fréquentes de la goutte. On cite toujours, à cet égard, l'exemple de Turgot, sujet, presque toute sa vie, à de fréquents accès de goutte ; à son autopsie, Vicq d'Azyr trouva, dans la vésicule du fiel, plus de soixante calculs biliaires. La consistance épaisse de la bile, l'étroitesse extrême et les sinuosités des conduits où elle coule, la facile irritabilité desdits canaux, rendent compte de la fréquence très grande de ces sortes de concrétions. Les excès de viandes, de graisses, de sucreries, l'abus des acides et des liqueurs les favorisent en ralentissant le cours de la bile et en modifiant sa composition. Glisson a, depuis longtemps, observé que les calculs biliaires se rencontrent chez les bœufs et moutons nés l'hiver, parce qu'ils sont privés de fourrages frais et d'exercice actif en plein air.

La sédentarité et le repos musculaire expliquent, de même, la fréquence de cette maladie chez les prisonniers et chez les femmes. Chez ces dernières, le lymphatisme, une vie trop régulière et confinée, le sommeil prolongé, l'absence d'exercice après les repas, la station assise, le corset trop serré, la constipation habituelle, sont les causes les plus probables des coliques hépatiques..... Mais il faut surtout, chez la femme, incriminer les grossesses, qui entraînent dans la nutrition glandulaire du foie des modifications profondes, bien que peu déterminées encore au point de vue physiologique. Enfin, il serait puéril de nier l'action déterminante sur le foie des causes morales et notamment des perturbations dépressives, des tracas habituels, des vives émotions... Ces causes morales agissent probablement à la faveur d'une plus grande abondance de cholestérine produite par la désassimilation du tissu nerveux. L'expression « se faire de la bile » est donc vraie, médicalement parlant.

Galien prétendait que les hypocondres malades renvoyaient au cerveau l'*atrabile*, poison pour les centres nerveux. Cette théorie n'est-elle pas l'embryon de la *cholestérémie* d'Austin-Flint et des auto-intoxications de Jules Guérin et Bouchard ?

Pour traiter une crise hépatique, il faut

faire coucher le malade, ou mieux le placer dans un bain chaud; lui injecter, dans la région du foie, un centigramme de morphine et un milligramme d'atropine, et lui faire prendre un lavement avec quatre grammes de chloral. Comme boisson, on lui prescrira du lait, coupé avec deux tiers d'une eau alcaline naturelle.

En dehors de la crise, il faut conseiller cinq grammes de tartrate de potasse et de soude, tous les matins, dans un bol de jus d'herbes ou dans de la décoction de café vert. On peut aussi essayer la méthode suivante, populaire à la Nouvelle-Orléans : avaler (si faire se peut) à un quart d'heure d'intervalle, deux grands verres de bonne huile d'olive; puis, se coucher, deux à trois heures sur le côté droit; huit à dix heures après, on évacue, naturellement, tous les calculs. C'est peut-être à l'usage alimentaire quotidien de l'huile d'olives qu'est due la rareté véritable des coliques hépatiques en Italie et en Espagne.

Lorsque le sujet souffre habituellement de gravelle biliaire, il empêchera son organisation en calculs en prenant, à chaque repas, simultanément, une capsule d'éther, une d'essence de térébenthine et une de chloroforme; deux fois par semaine, 50 à 60 centigrammes de rhubarbe; deux fois par semaine également, un grand lavement de saponaire additionné d'une cuillerée à café de borate ou de benzoate de soude.

Il ne faut pas oublier non plus les services que peut rendre la révulsion hépatique, sur laquelle insistait, avec raison, notre savant confrère le docteur P. Morot, de Vichy, au cours d'un récent et remarquable travail : une fois par semaine, un badigeonnage iodé ou quelques cautérisations ponctuées à l'acide nitrique, faites dans la région du foie, réveilleront son énergique fonctionnement.

La vie sédentaire devra être remplacée par l'exercice à l'air pur : l'escrime, l'équitation et le tricycle sont les agents les plus directs de désobstruction du foie. La voiture est bonne également, par les succussions abdominales qu'elle sollicite. Tous les ans, nous observons de nos clients, envoyés aux eaux, arriver dans la station avec une crise, due au chemin de fer et surtout à la voiture, souvent mal suspendue, qui les amène. Le massage du foie, les courants continus appliqués dans cette région du corps, la douche en lance et les frictions abdominales sont également d'excellents adjuvants du traitement.

Voici, maintenant, le plus important : il s'agit du régime alimentaire. Quatre repas par jour, régulièrement espacés, consistant en viandes rôties et grillées, épinards, laitue, chicorée, carottes, artichauts, cresson, céleri, salades, endives, pommes de terre bouillies ou en purée, radis, choux, choux-fleurs, fruits (sauf les fruits huileux). Le pain sera très cuit; les potages seront, de préférence, préparés au lait. Le régime sera plus végétal qu'animal. Il faudra s'abstenir presque entièrement de graisses, de jaunes d'œufs, de cervelles, de sang cuit, de ragoûts, gibiers, viandes salées ou fumées, poissons de mer, crustacés, mollusques, sauces compliquées, épices, pâtisseries, foie gras, fromages avancés. Le malade évitera également les tomates, l'oseille, les asperges, les pois et haricots, les champignons et les truffes, les noix, amandes et noisettes, le vin pur, les liqueurs, les boissons gazeuses et sucrées. Il boira, le matin, du vin blanc, étendu d'eau, et, le soir, du lait additionné d'une cuillerée à soupe d'eau de chaux par demi-litre. Le café et le thé très légers, le tabac lui-même sont favorables, — lorsque ces agents facilitent (ce qui est assez leur habitude) le fonctionnement de l'estomac. Parmi les nombreuses eaux minérales recommandées contre la lithiase biliaire, nous donnons la préférence aux eaux alcalines chaudes, dont Vichy et Carlsbad constituent les types les plus réussis. Parfois, pourtant, nous avons vu échouer la cure thermale et réussir les cures de petit-lait ou de raisin, qui activent singulièrement le fonctionnement du tube digestif et de ses annexes, tout en introduisant dans le milieu humoral les sels alcalins utiles pour contre-balancer l'acidisme et désobstruer définitivement la glande vasculaire abdominale.

Lorsque les alcalins échouent, il faut diminuer le *turgor vitalis* par le moyen de petites doses d'iodure de potassium, et éviter, à tout prix, l'irritation des cellules hépatiques, qui entraîne si facilement la déchéance de la glande.

ORDONNANCE CONTRE LA COLIQUE HÉPATIQUE

Remède de Durande ou mieux de Duparcque.

℞ Ether	4	grammes.
Sirop de sucre.	30	—
Huile fraîche de ricin. . . .	60	—

M. S. A.

Une cuillerée à soupe tous les quarts d'heure, puis toutes les demi-heures, puis d'heure en heure.

SUPPOSITOIRE CONTRE LES COLIQUES HÉPATIQUES
(Sénac).

℞ Extrait de belladone. . .	ââ 2 cent.
— d'opium.	ââ 2 cent.
Beurre de cacao	2 grammes.

F. s. a. un suppositoire. — Pendant l'accès, on peut frictionner l'hypochondre avec de la belladone ou avec du baume tranquille chloroformé. — Bricheteau s'est bien trouvé, dans certains cas, de l'application d'une vessie de glace sur la région du foie.

Deux perles de chloroforme et deux perles d'éther à administrer de deux en deux heures.

Potion avec 2 gr. d'antipyrine pour 100 gr. de suc d'herbes, à administrer par cuillerées à soupe de quart d'heure en quart d'heure.

CHAPITRE XVI

L'OBÉSITÉ ET SON TRAITEMENT

L'HYGIÈNE tend, heureusement, aujourd'hui, à substituer au type adipeux et ventral (que la déraison de notre moderne existence avait rendu si commun) le type musculaire et thoracique, plus conforme à la santé et à l'esthétique. Le croirait-on ? Ce sont les Allemands (Ebstein, Œrtel, Schweninger, Demuth, etc.), qui ont fait faire les plus grands progrès à cette question longtemps négligée. C'est, évidemment, parce qu'ils accordent au régime une part prépondérante dans leurs ordonnances journalières, et aussi parce qu'ils comptent, parmi eux, beaucoup d'obèses. C'est même un Allemand (W. Schleicher) qui, sans succès, du reste, a effectué l'intrusion de la chirurgie dans la cure de l'obésité, en découpant, à un gastrophore complaisant, quelques bardes de son lard. Il paraît que cette opération aurait été récemment, renouvelée en France : s'il ne s'agit pas d'une fantaisie médicale du célèbre Lemice-Terrieux, cette manière de procéder n'a aucune chance de s'introniser dans la pratique. L'obésité, cher confrère, n'est point un *lipôme :* c'est ce que nous nommons une *diathèse.*

Combien d'états morbides pourraient s'expliquer par l'ingénieuse théorie de Thémison le solidiste, admettant l'excès ou la diminution de tonicité dans les tissus, le *strictum* et le *laxum,* et prescrivant, pour chacun de ces états, un régime approprié ! L'homme gras, toutefois, ne saurait se traiter sans médecin : seul, l'examen consciencieux du sujet, accompagné d'auscultation et d'analyses d'urine, peut spécifier nettement si l'obèse est anémique, dyspeptique, goutteux, diabétique, azoturique, etc... et fournir, sur l'état des poumons et du cœur, des renseignements, sans lesquels un traitement vraiment rationnel ne saurait être libellé. Il faut, enfin, que des pesées régulières et rigoureuses viennent enregistrer les résultats obtenus par le traitement de tous les jours.

Pour maigrir sans débiliter, il faut, par le

régime et l'exercice, comburer la graisse; tonifier le cœur affaibli, en prescrivant, comme le veut Œrtel, deux heures au moins de vie active au grand air, le matin à jeun, et surtout l'*exercice ascensionnel*. Il faut, en outre, ordonner les haltères et la natation, les bains de vapeur et de soleil : les animaux et même les plantes, soumis à l'obscurité, se chargent rapidement de graisse et de fécule.

Pour le vêtement, imitez les jockeys qui s'entraînent; ils excitent le fonctionnement de leur peau en superposant plusieurs gilets et caleçons de flanelle. L'activité cutanée augmente le processus nutritif et empêche les alluvions graisseuses des cellules de nos tissus. En augmentant la sécrétion sébacée, le vêtement de laine contribue à l'émaciation. Double a vu la maigreur cesser soudainement, chez certains sujets auxquels il avait conseillé de quitter leurs vêtements de laine. Le travail physique et la saine gymnastique de l'esprit sont impropres au développement des régions abdominales, tandis que la sédentarité et le désœuvrement, déviateurs de la nutrition, facilitent la transformation adipeuse des aliments. L'hydrothérapie, les frictions, les massages, les bains de mer entravent aussi l'envahissement de la graisse et facilitent sa résorption, à la faveur d'une sorte d'exercice *passif*, précieux pour des sujets qui ne peuvent se livrer à des manœuvres gymnastiques, pénibles et même dangereuses, lorsque la vitalité circulatoire des organes se trouve affaiblie. Nous conseillons donc les massages et les frictions sous toutes les formes; dans certaines stations allemandes, les clients polysarciques se trouvent fort bien de la flagellation vive pratiquée à l'aide de balais de petites branches de peupliers garnies de leurs feuilles.

En fait de médicaments, nous prescrivons, avant chaque repas, une cuillerée à café d'un mélange de sulfate et de bicarbonate de soude, à parties égales : voilà le meilleur dissolvant chimique de la graisse. Les fameuses pilules de Seegen ne sont autre chose qu'un savon laxatif, formé de jaune d'œuf et de bicarbonate de soude. Quant à l'iode et aux iodures (qui constituent la base de toutes les panacées charlatanesques) leur usage est dangereux, parce qu'ils ne fondent pas uniquement la graisse, mais, en même temps, des organes fort importants (mamelles, testicules) et qu'ils altèrent profondément la masse du liquide sanguin. L'iodure de fer, toutefois, rend des services chez les sujets gras et anémiques.

Le régime alimentaire primordial consiste à limiter le pain des repas à 300 grammes par jour : pour cela, le meilleur système est de recourir au pain grillé. Quand au liquide, l'obèse peut boire, à discrétion, de l'infusion, très chaude et non sucrée, de thé noir léger : c'est ainsi qu'il désassimilera et qu'il éliminera le mieux, en l'émulsionnant, sa graisse parasite. S'il ne supporte pas bien cette boisson, il devra limiter, à 800 grammes par jour, un mélange de vin blanc léger et d'eau filtrée pure : et il s'efforcera de boire ce liquide, non en mangeant, mais après ou entre les repas.

Comme aliments, il est au moins inutile d'abuser de la viande et des œufs : une nourriture trop riche en albuminoïdes est peut-être la plus favorable à l'engraissement. La ration moyenne d'entretien (chimiquement parlant) est de 125 gr. d'albumine, 100 de graisse et 300 d'hydrocarbone : l'obèse doit se dire que, s'il n'a pas une vie prodigieusement activée, le surplus, par lui ingéré, fera ventre.

Le meilleur « truc » (*sit venia verbo*), pour ne pas dépasser la moyenne ci-dessus, c'est de n'avoir qu'*un seul plat par repas* sur sa table. Rien ne restreint l'appétit comme un régime uniforme, et le docteur Paul signalait récemment le procédé par lequel certains grands magasins réalisent, sur la nourriture de leurs employés, d'importantes économies : constamment, ils leur servent d'excellent rosbif, mais jamais d'autre aliment[1]. Toutefois, l'obèse gros mangeur pourra tromper sa faim par l'ingestion des légumes herbacés, laxatifs et inalibiles : asperges, oseilles, épinards, tomates, et par certains fruits acides : oranges, fraises, framboises, groseilles, pommes. Le bouillon

[1] C'est pour une raison physiologique de ce genre que certains auteurs ont recommandé le régime gras dans le traitement de l'obésité. Ebstein a essayé de remettre à la mode ce traitement, qui est loin d'être une innovation, puisqu'il date du Père de la Médecine : « Les plats seront gras; de cette façon, on se rassasiera en mangeant le moins; en outre, on ne fera qu'un repas, on ne prendra pas de pain, on couchera sur un lit dur, on se promènera nu autant qu'on le pourra. Ceux au contraire qui de minces veulent devenir gros, doivent faire tout l'opposé de ce que je viens de dire et n'exécuter à jeun aucune chose laborieuse. » (*Œuvres complètes d'Hippocrate*. Traduction par E. Littré, t. VI. Paris, 1849, p. 77.)

dégraissé, le café sans sucre et le thé ; la coca, le maté, la paullinia, la noix de Kola, le tabac à fumer et la chique (dont lord Byron usait pour s'amaigrir) sont des agents célèbres pour supprimer la sensation de faim, si elle surgit, violente, chez le polysarcique au régime.

Encore un dernier conseil à vous, lecteur désireux de maigrir. Evitez de passer de notre régime de Rhamâdan au régime de Falstaff. Combien en avons-nous soigné, de ces sujets, qui se surveillent avec attention pendant un ou deux mois, pour se livrer, ensuite, aux fantaisies, aux écarts, aux excès de l'aliment et de la boisson ! En quelques jours, ils récupèrent rapidement leur graisse perdue, dont la place, fraîchement occupée, attend, pour ainsi dire, de nouveaux dépôts adipeux. La physiologie zootechnique nous prouve, du reste, que les oies et les cailles, les bœufs et les porcs, engraissent d'autant plus rapidement qu'ils ont plus longtemps peiné avec une ration limitée; et tout le monde a pu, chez les jeûneurs de ces dernières années, observer un fait analogue. C'est aussi beaucoup une question d'hérédité, et même de race : il est certain que les Mongols et les Bavarois, par exemple, deviennent plus facilement obèses que les nègres et les Provençaux...

Que faut-il penser, au juste, de l'emploi si ancien du vinaigre dans la cure de la polysarcie? L'usage modéré du vinaigre et des acides a l'avantage de tempérer la soif et d'empêcher l'ingestion trop abondante des boissons; cet usage permet donc, jusqu'à un certain point, la diète sèche ou *xérophagie*, empruntée par feu Piorry au rituel des athlètes grecs, et dont on a fait, de nos jours, si étrangement abus!

La privation de liquide augmente assurément le mouvement de résorption de la graisse, qui est très riche en eau. Malheureusement, elle prédispose l'obèse à la goutte et à la gravelle. Il faut donc alterner la xérophagie et les boissons chaudes et ne point abuser du régime sec. Nous avons observé tant de résultats déplorables, à la suite de ce régime (actuellement à la mode pour les soi-disant *dilatés* de l'estomac), que nous ne saurions trop mettre en garde nos lecteurs contre les dangers inhérents à la privation des boissons[1].

[1] Au sujet des rapports de l'obésité avec l'esthétique, consulter notre *Hygiène de la beauté*. V. aussi *la Santé par l'exercice* (Doin, éd.).

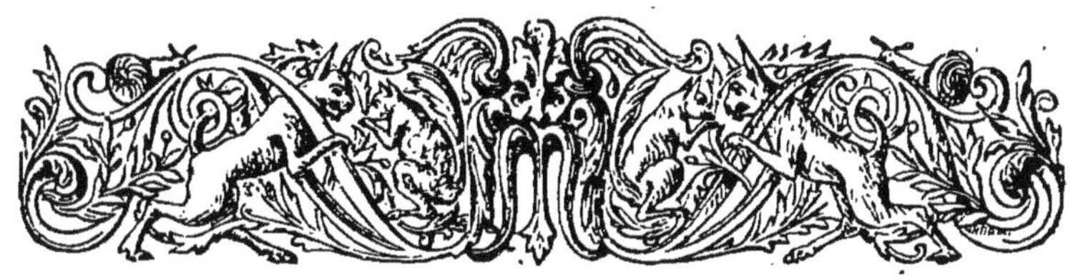

CHAPITRE XVII

LE DIABÈTE ET SON TRAITEMENT

Selon leur tournure d'esprit et selon les malades qu'ils ont observés, les uns prétendent que le diabète a une évolution essentiellement lente, fréquemment bénigne et curable, compatible, en tout cas, avec la longévité; d'autres affirment que les apparences sont trompeuses, et que, sous des dehors bénins, la mort dissimule volontiers sournoisement les coups qu'elle prépare. Il y a du vrai, dans ces deux opinions différentes : s'il n'est pas certain, comme le disait l'optimiste Bouchardat, que le diabétique qui se soigne ait « autant de chances de vivre longtemps qu'un homme en bonne santé », il est malheureusement trop souvent prouvé que l'indifférence sceptique à l'égard du traitement et surtout du régime, a conduit et conduit tous les jours à une fin prématurée des sujets en pleine jeunesse, débordant même d'une apparente vitalité.

Nous croyons d'abord que les malades doivent se mettre en garde contre les médications dites énergiques, contre celles qui suppriment trop complètement ou trop vite le sucre excrété : ce sont agents *perturbateurs*, à l'aide desquels suivant le mot tintamarresque, le malade « *meurt guéri* ». Autrement dit, tout en agissant avec de vigoureux remèdes, songeons d'abord à instituer un régime approprié, et à procurer au malade une hygiène favorable; respectons toujours la fonction digestive, entretenons avec soin l'énergie de la nutrition et la saine validité du moral. Soyons empiriques, dans le bon sens du mot : le médecin ne vaut que par l'observation stricte et précise de la nature. Claude Bernard, lui-même, n'affirme-t-il pas que la physiologie la plus savante n'a point fait avancer d'une semelle le traitement des diabétiques?...

On peut même dire qu'elle fut souvent

nuisible, en donnant prétexte à des médications systématiques et en généralisant certaines méthodes exclusives et dangereuses. Pourquoi chercher, d'ailleurs, la suppression totale du sucre dans les urines? Si elles n'en contiennent point, le sucre peut être retenu dans le sang et y occasionner les empoisonnements les plus graves : son élimination régulière est la sauvegarde du diabétique; modérons-la, soit; mais ne la supprimons point.

Comme nous l'écrivions, dans un mémoire [1] couronné en 1884 par la Société de médecine d'Anvers, le diabète appartient à cette catégorie nombreuse de maladies que l'on ne guérit guère, mais qu'on panse. Usons donc de pansements fréquents, propres et méthodiques : mais ne cherchons pas, sous peine d'abattre le malade, à extirper trop radicalement la maladie, par de prétendus moyens héroïques. Le diabète met des années pour s'installer dans l'économie : espérerions-nous le déloger en quelques heures? Cela soit dit pour ces médicaments tels que l'acide phénique, l'antipy-

[1] G. Carré, éditeur.

rine, etc., qui ont parfois supprimé complètement l'excrétion du sucre. Cela fait plaisir (il est vrai) au malade; mais est-ce bien là la médication *chronique* et rationnelle qui lui convient? Ne sont-ce pas plutôt des remèdes d'opinion ou d'expédient, qui agissent contre un seul symptôme : — armes insidieuses, à double tranchant, qui donnent une trompeuse sécurité au diabétique, une popularité facile à son médecin?...

Les professions qui prédisposent le plus au diabète sont celles qui entraînent la vie sédentaire avec des préoccupations pécuniaires exagérées : c'est ce qui explique la fréquence de la maladie chez les juifs, qui occupent souvent les hautes situations du commerce et de la banque. Le diabète est la revanche de Drumont...

Hors du régime, il n'est point de salut pour le diabétique. Il faut le soumettre de bonne heure à la diète carnée, mais non à ce régime exclusif et féroce, que personne ne défend plus, parce qu'il est souverainement dangereux pour l'organisme. Il faut introduire les graisses et le beurre dans l'alimentation et les féculents en petite quantité, afin de réfréner la maigreur, messagère de la banqueroute vitale. Au sujet du pain, Germain Sée déclare avec raison qu'il faut renoncer, une fois pour toutes, aux croûtes et au gluten. Il préconise la mie de pain blanc, qui n'est qu'un *aliment trompeur*, puisqu'elle renferme 87 p. 100 d'eau. Il déclare aussi que le lait est *abominable* dans le diabète, à cause du sucre (lactose) qu'il renferme en abondance et de l'urination exagérée qu'il entretient chez les sujets diabétiques.

Quelques pommes de terre, cuites au four ou à l'eau, rompent également, sans danger, la monotonie du régime carné. Quant au sucre, le diabétique doit y renoncer entièrement : quelques centigrammes de saccharine, ou mieux d'*edulcor*, serviront à sucrer le thé et le café, boissons qui lui sont plus recommandables que les boissons alcooliques, fussent-elles composées d'eau rougie.

En somme, le régime se résume dans la complète suppression des mets sucrés, dans la restriction la plus large des féculents et des boissons alcooliques, et enfin dans la prescription des viandes, des poissons, des graisses et des légumes herbacés. Il faut, toutefois, se méfier des conserves industrielles de légumes verts, dans lesquels Gautrelet a fréquemment décelé la présence du sucre. Les œufs constituent un aliment albumino-adipeux précieux pour le diabétique. Parmi les légumes, il faut donner la préférence à ceux qui, sans être sucrés, renferment le plus de potasse : ce sont les épinards, les choux, le céleri, les artichauts, le cresson, les haricots verts, les salades. Pour calmer la soif, le café et le thé non sucrés, la décoction de quinquina et la macération de quassia sont, avec les eaux alcalines naturelles, les boissons les plus recommandables.

Toutes les variétés de viandes sont bonnes au diabétique, sauf le foie des animaux, qui renferme beaucoup de matières saccharifiable. Il en est de même des huîtres grasses, très riches en glycogène : il faut donc toujours recommander les huîtres maigres (portugaises, marennes). Dans ces derniers temps, on a préconisé, pour les diabétiques, le pain de légumine et celui de soya hispida ; pauvres en amidon, ces aliments ont, à notre avis, peu d'avenir, parce qu'ils sont aussi désagréables au goût que le pain de gluten. Celui-ci, pensons-nous, lorsqu'il est convenablement dépouillé de son amidon, est, en tout point, préférable. D'après Root, et sans qu'on puisse expliquer suffisamment ce fait paradoxal, le pain de sarrazin a toujours donné d'excellents résultats dans le diabète.

On est parfois embarrassé pour formuler le potage des diabétiques. Les meilleures préparations culinaires sont : la soupe aux choux, le bouillon aux œufs pochés, la soupe à l'oignon et au fromage, sans pain, sans farines et sans pâtes ; les juliennes dépourvues de carottes, la purée de poireaux et pommes de terre peu épaisse. Nous recommandons aussi aux diabétiques : les sardines, le thon, les maquereaux, le caviar, les harengs à l'huile, le lard, le beurre, les rillons et rillettes, les olives farcies d'anchois, le gras de jambon, la hure aux pistaches, la graisse d'oie. En hiver, 200 grammes de crème par jour et une ou deux cuillerées d'huile de foie de morue compléteront la nutrition respiratoire. Les poissons gras, la choucroute garnie, la langouste à la mayonnaise, sont aussi des aliments très recommandables, qui facilitent la tolérance du régime carné forcé, si ordinairement nuisible aux arthritiques.

Pour activer la nutrition et aider la combustion du sucre, il faut prescrire au malade la vie en plein air, dans le voisinage ozonisé des forêts. L'air de la chambre est le mortel ennemi du diabétique. L'exercice modéré des haltères, du labourage, de la rame, etc...; l'actif fonctionnement de la peau entretenu par la flanelle, les frictions, les bains, l'insolation ou la chaleur artificielle, contribueront surtout à restaurer la bonne nutrition : la diminution du sucre organique en excès sera fatalement la conséquence de la bonne hygiène somatique.

Il faut aussi écarter du diabétique la tristesse, les soucis, la colère, le désœuvrement ou la trop grande contention d'esprit. Le mal évolue et s'aggrave fréquemment sous la seule action morale : nous avons cité, ailleurs, à cet égard, deux curieuses observations, concernant un ministre subitement tombé et un négociant inopinément trompé par sa femme.

Nous n'entreprendrons pas, dans cette courte causerie, de donner même un simple aperçu des médicaments tour à tour préconisés contre le diabète, sous l'action de la mode ou des théories scientifiques régnantes. Cette infinie multiplicité de drogues prouve, d'abord, l'impuissance de la médecine contre la maladie (l'abondance masque ici la misère), et, ensuite, la diversité des formes morbides du diabète, qui s'accommodent mal, on le conçoit aisément, d'une médication univoque. Les agents curatifs qui trompent le moins la confiance du médecin sont, d'abord, les *alcalins*, surtout sous forme d'eaux minérales (Vichy, Carlsbad). C'est par leur action sur le foie, et aussi sur le sucre produit, que les alcalins paraissent agir dans le diabète. Les préparations d'opium, et surtout la codéine, sont bonnes aussi pour supprimer la soif, diminuer la faim et endormir la dénutrition; elles agissent comme agents d'épargne, à titre palliatif, si l'on veut : mais préférons, donc, une bonne fois, les palliatifs aux prétendus spécifiques, dans les maladies profondément générales comme le diabète!

Après les alcalins et les opiacés, les médicaments qui modèrent le mieux le diabète sucré sont : les arsenicaux, les bromures (surtout ceux de camphre et de potassium) et enfin le permanganate de potasse, qui nous a donné, dans notre pratique personnelle, de très remarquables résultats. C'est à la faveur d'une action élective sur le foie — principal organe de la fabrication biologique du sucre, — que réussissent, sans nul doute, ces diverses préparations.

Le docteur Pavy, de Londres, célèbre par ses travaux sur la question, considère le diabète comme une déviation nutritive, dans laquelle les aliments n'arrivent plus à leur destination physiologique et *se perdent*, pour ainsi dire, dans les urines. Pour rétablir le pouvoir assimilateur, le savant Anglais préconise surtout les préparations d'opium, corroborées par un régime alimentaire rigoureux. Un point important pour lui, c'est l'interdiction absolue des fruits et du lait, dont les principes sucrés passent très facilement dans les urines. Toutefois, le lait devient indispensable lorsque l'albuminurie complète le diabète : *e duobus malis*...

Dans la forme arthritique de la maladie, on se trouve ordinairement bien du traitement alcalino-arsénical, libellé ainsi par Martineau : à chaque repas, prendre, dans un verre d'eau gazeuse, 50 centigrammes de benzoate de lithine et cinq gouttes de liqueur de Fowler. Il est rare, d'ailleurs, ainsi que l'a remarqué Naunyn, que les cas malins succèdent aux formes légères : quand le diabète est grave, il l'est d'emblée. Alors, il est habituellement lié à une irrémédiable dégénérescence du pancréas. Dans ces formes graves de diabète, toutes les médications, même les cures d'eaux minérales, sont nuisibles ou impuissantes. Au contraire, dans les formes légères, un régime attentif suffit, le plus souvent, sans médicament aucun, pour ramener le malade dans le chemin de l'assimilation normale.

Lorsque le régime anti-diabétique diminue notablement et promptement le sucre des urines, on peut diagnostiquer un diabète léger et curable. Dans le cas contraire, la forme morbide est grave, parce que le malade fait son sucre à ses dépens et non au dépens des aliments saccharigènes. Non seulement le régime n'améliore pas les diabètes graves, mais encore il semble les aggraver, parce qu'il est fréquemment mal toléré, ainsi que les alcalins, si héroïques dans les formes bénignes et moyennes de la maladie.

C'est précisément dans ces formes graves que le permanganate de potasse nous a rendu de très grands services : on doit y ajouter les inhalations d'oxygène et l'usage régulier des dynamophores : café, thé, maté, coca, kola, cacao, etc., etc.

Quand les pertes infligées à l'organisme par les urines sont abondantes, il faut prescrire l'hydrothérapie, les frictions excitantes, l'électrisation de la colonne vertébrale, depuis les reins jusqu'à l'occiput, et administrer, trois fois par jour, une pilule contenant deux centigrammes d'extrait d'opium et deux d'extrait de belladone unis à de l'essence d'anis. Dans ces formes *polyuriques* du mal, il faut, en outre, observer de grands soins de propreté pour éviter les éruptions qui résultent du contact du sucre : après chaque miction, lavage à l'eau boriquée, puis poudrage au salicylate de bismuth.

La complication la plus grave qui puisse survenir dans le diabète, c'est le *coma* : il succède ordinairement, au régime carné trop exclusif, à des troubles digestifs, à des fatigues physiques ou mentales excessives. Le traitement consistera dans les purgatifs salins, les alcalins à haute dose, les injections sous-cutanées d'éther, et surtout les inhalations d'oxygène.

Répondons, maintenant, à une question qui est sur les lèvres de tous nos lecteurs. Comment s'annonce le diabète? Les premiers symptômes sont : l'apathie, la lassitude, la tristesse, le *tædium vitæ*, les changements dans le caractère, l'impuissance. La quantité des urines émises varie de 2 à 15 litres en vingt-quatre heures, et celle du sucre de 10 grammes à 800 grammes. Les urines sont incolores, inodores, transparentes, lourdes; elles poissent le linge, tachent le drap noir en blanc, attirent les mouches sur le vase.

La soif et la faim augmentent toujours plus ou moins; la vue baisse, les dents s'ébranlent; la bouche est sèche, la langue rouge, l'haleine fétide. Un symptôme, dû à la sécheresse buccale, a été observé par Charnaux chez tous les diabétiques : en parlant, ils ont le *tic* de passer, à tout instant, leur langue sur leurs lèvres[1].

Le poison diabétique semble affecter avec prédilection le tissu nerveux : c'est pour cela qu'on observe, de bonne heure, chez les malades, l'impuissance, les troubles sensoriels, les névralgies.

Que faut-il penser de la transmissibilité du diabète ? Croiriez-vous que, la mode aidant, certains microbiens aient cru pouvoir faire rentrer dans le cadre (si élargi qu'il va bientôt éclater) de la *contagion*, une maladie aussi essentiellement personnelle ? Répondons à ces enragés contagionnistes que, si les diabètes conjugaux ne sont point très rares, la coïncidence du même mal chez le mari et chez sa femme s'explique très suffisamment (comme il arrive souvent pour la phtisie, du reste, *quoique nous ne rejetions point la virulence du crachat tuberculeux*), par la communauté de l'alimentation, du régime, des habitudes, des revers et des soucis, par le passage simultané de la vie active,

[1] La soif du diabétique est due surtout à la sécheresse de la langue : on la combat victorieusement par de fréquents badigeonnages avec la glycérine chimiquement pure.

à la vie sédentaire, en un mot, par tous les infinis détails du *modus vivendi* physico-moral, commun aux deux époux.

Pour terminer, voici, empruntées à notre *formulaire,* quelques ordonnances contre le diabète.

LAIT DE MIALHE

℞	Magnésie calcinée	100 grammes.
	Aqua fontis.	800 —

Broyer à l'eau, bouillir en agitant, passer et ajouter 100 grammes d'eau de fleur d'orangers.

Une cuillerée à soupe matin, à midi et soir.

PILULES DE HUCHARD

℞	Chlorure de sodium	10 gr.
	Carbonate (ou benzoate) de lithine	10 —
	Arséniate de soude.	0 — 10

Pour cent pilules, qu'on recouvrira de gélatine ou de tolu fluidifié par l'éther, pour éviter leur liquéfaction.

PILULES DE BOUCHARDAT

℞	Benzoate de cinchonidine . .	0 gr. 10

(De une à trois pilules dans les vingt-quatre heures, aux repas.)

DIABÈTE NERVEUX

Tous les jours, 1 gr. 50 d'antipyrine dans

un verre d'eau de Vichy saccharinée au kirsch (Duj.-Beaumetz).

SOLUTION DE JACCOUD

℞	Eau distillée.	150 gr.
	Sulfate de strychnine. . . .	0 — 15.
	M.	

De une à trois cuillers à café par jour dans de la décoction de calisaya.

On conseille aussi, avec succès, le bromure de potassium et surtout le bromure d'arsenic.

En cas de diabète chez un syphilitique, essayer les :

PILULES DE MOLESCHOTT

℞	Iodoforme	ââ 1 gr.
	Ext. de lactucarium . . .	
	Coumarine	0 — 10
	Gomme adrag.	Q. S.
	Pour 20 pilules.	

De une à huit par jour.

LAXATIF DU DIABÉTIQUE (Monin).

℞	Aloès pulv..	ââ p. œ.
	Ext. de noix vomique . .	
	Sulfate de quinine	
	Fiel de bœuf	
	Rhubarbe pulv	
	Savon médicinal.	
	Ext. de gentiane.	
	F. S. A. des pilules de 10 centigr.	

De trois à huit par jour, aux repas.

DIABÈTE NERVEUX (Monin).

♃ Eau distillée		300 grammes.
Bromure potassique . . .		20 —
Teinture d'aloès.	} ââ	8 —
— de noix vomique.		
Elixir parégorique		30 —

M. S. A.

Une cuillerée à soupe le soir en se couchant.

PILULES DE VIGIER

♃ Carbonate de lithine	0 gr. 10
Arséniate de soude.	0 — 02
Extrait de gentiane.	0 — 05

M. pour une pilule.

A prendre matin et soir.

PILULES DE BIETT

♃ Arséniate de fer.	0 gr. 003
Extrait de houblon.	0 — 02
Poudre de gaïac	} ââ Q. S.
Glycérine	

M. pour une pilule.

Cinq par jour.

MIXTURE DE FRÉMY

♃ Glycérine.	15 gr.
Soluté d'iodure de fer . . .	5 —
Chlorhydrate de morphine .	0 — 01

En trois fois dans les vingt-quatre heures.

MIXTURE DE MONIN

℞ Eau distillée	80	grammes.
Permanganate de potasse . .	4	—

M. S. A. (flacon bleu).

De dix à quarante gouttes, progressivement, avant chaque repas, dans du vieux bordeaux.

CHAPITRE XVIII

DE L'ALBUMINURIE

Cet état morbide, assez commun, grave surtout chez l'homme, a son maximum de fréquence pendant la saison froide, et entre trente-cinq et quarante-cinq ans. Caractérisée par la présence anormale de l'albumine dans la sécrétion urinaire, l'albuminurie peut être passagère, transitoire; c'est ce qui a lieu, par exemple, chez les anémiques, ou bien parfois à la suite d'exercice exagéré; et surtout dans la grossesse, où l'albuminurie se lie ordinairement aux graves convulsions de l'éclampsie.

C'est la forme chronique de la maladie que nous aurons en vue, dans les pages d'hygiène pratique qui vont suivre.

Les premiers symptômes sont des douleurs de reins, de violents maux de tête, des étourdissements. Puis, un soir, les chevilles des pieds sont gonflées, et le matin, ce sont les paupières qui s'infiltrent de sérosité. Les urines sont pâles et copieuses. La fonction visuelle est profondément troublée, par une sorte d'amaurose de nature particulière; parfois, l'ouïe est également altérée. Cependant la nutrition se compromet, et peu à peu l'hydropisie se généralise, sans respecter même les organes les plus importants (poumon, cœur, cerveau). Enfin, au bout d'un temps variable, le malade succombe à la consomption, ou bien à l'empoisonnement par les matériaux de la sécrétion urinaire retenus dans le sang : car l'albuminurie n'est autre chose qu'un trouble morbide de la fonction du rein, organe secréteur de l'urine. Tantôt ce trouble dérive de l'action brutale du froid ou des vicissitudes atmosphériques; tantôt il n'est que l'écho d'une maladie qui a envahi tout l'organisme. C'est ainsi que la phtisie, les maladies du cœur, les fièvres éruptives (érysipèle, variole et surtout scarlatine), la diphtérie, le choléra, la fièvre typhoïde, les fièvres intermittentes, la scrofule, la goutte, la syphilis, etc..., sont susceptibles d'engendrer l'albuminurie. Certains troubles profonds de l'économie, l'arrêt brusque des règles, la suppression des fonctions de la peau (brûlures étendues), l'inertie de l'estomac, l'atonie du foie, la dénutrition rapide des tissus chez un sujet surmené, sont également susceptibles d'amener de l'albumine dans les urines : mais, dans ces cas, le mal est ordinairement curable, lorsque toutefois l'économie est indemne de diathèse invétérée.

En résumé, les causes présumées les plus fréquentes sont : le refroidissement, non pas brusque, mais lent, prolongé et plutôt le froid humide que le froid sec. Puis, viennent par ordre de fréquence, la grossesse, la syphilis, l'alcoolisme, le tabagisme, le saturnisme, le diabète, et le plus grand nombre des maladies graves, infectieuses et constitutionnelles.

Chez les jeunes filles, l'albuminurie peut parfois, au moment de la puberté, revêtir l'innocent masque de la chlorose. Il est bon que le praticien soit avisé de cette forme clinique, dont le Dr Hays rapportait, dernièrement, une remarquable observation. Il arrive aussi que, chez certains sujets présentant divers troubles mentaux et même les symptômes généraux de la folie, l'examen chimique des urines décèle la présence de l'albuminurie. Les *folies brightiques*, dont la connaissance est due à Lasègue (1852) expliquent parfaitement ces cas fabuleux d'aliénation mentale guéris par le régime lacté, que l'on peut trouver épars, çà et là, dans la littérature médicale ancienne.

Sans nous laisser entraîner, plus que de raison, dans le domaine scientifique proprement dit, il est temps de tracer le traitement hygiénique et médicamenteux de l'albuminurie.

Observons tout d'abord que, dans le cours de la maladie, il se produit souvent des vomissements et des diarrhées séreuses, qui amènent dans l'état du patient une amélioration momentanée. Ces troubles de l'estomac et des intestins s'expliquent, de même que les troubles respiratoires et bronchiques, par une irritation des muqueuses du tube digestif et de l'arbre aérien qui, pour suppléer à la fonction rénale détraquée, sont forcées d'éliminer des produits ammoniacaux qui les enflamment. Comme conclusion pratique, il ne faut jamais toucher à la diarrhée, non plus qu'aux vomissements des albuminuriques, mais au contraire les respecter, les encourager même, par des purgations salines répétées et de l'ipéca.

Outre les purgatifs, les révulsifs lombaires (frictions, sinapismes, ventouses), l'arsenic, l'iode et les iodures, les astringents (tisane de fleurs de genêts, ergotine, fuchsine, tannin, perchlorure de fer), sont les meilleurs médicaments à prescrire contre l'albuminurie. On peut y ajouter, parfois, les eaux minérales légèrement alcalines, et surtout les chlorurées sodiques et arsénicales.

L'albuminurique devra éviter les repas abondants et prolongés, composés de mets succulents. Il supprimera complètement l'usage des œufs et des aliments contenant du blanc d'œuf : crèmes, brioches, biscuits, échaudés. Il mangera peu de fromages faits et de viandes fortes; il préférera le poulet, le veau, le poisson, à la viande de bœuf, au gibier et aux viandes de haut goût. Il usera largement des légumes verts, des fruits bien mûrs. Il supprimera les boissons excitantes, liqueurs, vins mousseux, bières fortes ; il boira du vieux bordeaux coupé d'eau, et quelques cuillerées de vin de quinquina au Bagnols. Eviter les écarts de régime, rechercher le sel, fuir, au contraire les aliments fumés et épicés, très mal tolérés d'ailleurs, par l'albuminurique : voilà encore des règles diététiques importantes à observer.

Le lait et le petit-lait produisent ici des miracles, lorsque, toutefois, l'estomac les supporte bien. Sous l'influence de la diète lactée, on voit renaître des malades presque désespérés ; on les voit, tous les jours, augmenter de poids et de forces ; en même temps, excellent symptôme, les hydropisies s'enrayent et disparaissent. Dans l'albuminurie, il est imprudent, sous peine d'irriter encore davantage les reins, de vouloir, comme on dit, *pousser aux urines*. Le lait devient donc la boisson idéale. Tout en favorisant l'accomplissement de la sécrétion, il exerce, en effet, sur le rein (le fait est bien prouvé) la plus adoucissante action. Malheureusement, l'estomac se dégoûte assez vite d'une alimentation exclusive [1].

Pour supporter la diète lactée, il faut prendre du bon lait, récent et cru, l'écrémer en partie, le saler légèrement, et l'ingurgiter, par très petites tasses, fréquemment répétées. Tous les albuminuriques peuvent boire ainsi, aisément et longtemps, au moins deux litres de lait par jour. Ils y ajouteront divers aliments accommodés au lait, soupes, légumes, entremets, et notamment la panade et la soupe au lait et à l'oignon. L'oignon a, en effet, cru ou cuit, une heureuse action sur la fonction urinaire, et bien des albuminuriques que nous connaissons lui doivent la prolongation de leurs jours.

Le malade devra vivre dans un air pur, fortement oxygéné ; faire de l'exercice très modéré et de la gymnastique respiratoire ; entretenir l'actif fonctionnement de sa peau, par les bains, les frictions et le massage. Les bains salés, alcalins et sulfureux sont également

[1] Voir le chapitre XVII.

excellents, et l'on pourra, avec avantage, les alterner. Les vêtements de corps, chemise, caleçon, camisole, seront en flanelle. On ajoutera autour des reins une épaisse ceinture de laine, bien serrée. Un médecin allemand célèbre, le professeur Senator, conseille même de tenir, pendant des mois, l'albuminurique au lit. Non seulement, dit-il, le séjour au lit met la peau dans les meilleures conditions de fonctionnement ; mais on supprime ainsi les mouvements musculaires, qui augmentent toujours la quantité d'albumine dans les urines.

Pour conseiller donc le séjour en plein air, et prescrire à la fois le moins de mouvements possible, il faut évidemment faire choix de localités sèches et chaudes, telles que Nice, la *Riviera di Ponente*, Alger et surtout l'Egypte, qui paraît le mieux s'approprier, comme climat, aux albuminuriques. C'est là un fait d'expérience : et pourtant l'humidité n'est pas rare en Egypte. Nous avons vu, du reste, l'air salin de la Méditerranée et celui des hautes montagnes rendre également de très grands services à nos malades.

Ajouterons-nous enfin que la tranquillité

absolue de l'esprit et du cœur est impérieusement indiquée, pour qui est atteint de l'albuminurie, maladie éminemment sujette aux complications du côté du système nerveux. Le moral n'étant que le physique retourné, à l'hygiène du corps doit toujours s'additionner l'hygiène de l'âme, principalement lorsqu'il s'agit d'une de ces maladies du groupe si important de celles « que l'on guérit peu, mais qu'on panse[1] ».

Quel doit être le régime alimentaire de l'albuminurique amélioré par le régime lacté ou définitivement dégoûté de ce régime ? La pathologie comparée nous enseigne que le mal de Bright, très rare chez les animaux, est bien plus fréquent chez les carnivores que chez les herbivores. Cette remarque semble impliquer la nécessité d'introduire dans l'alimentation des végétaux : légumes verts, potages aux gruaux d'orge, de froment et d'avoine. Il est certain que les viandes rouges ou peu cuites et le bouillon ; il est avéré que le poisson éga-

[1] Il faut surtout maintenir l'espérance : car l'espérance est une grande force vitale (Lamartine).

lement, par les principes organiques, irritants pour le rein, qu'ils contiennent en abondance (créatine, créatinine, xanthine, hypoxanthine, inosates, leucine, tyrosine, etc., etc.), augmentent et provoquent l'albuminurie. Il faut donc donner des viandes *très cuites*, jeunes et blanches, de la volaille, du porc frais, du jambon. Le mode culinaire le meilleur est celui de la viande *braisée*. Les menus qui augmentent le moins l'albumine dans les urines sont : le bœuf à la mode, le poulet au riz, le veau aux petits oignons (à la bourgeoise), le carré de porc braisé aux olives, le jambon d'York aux épinards, la tête de veau en tortue. Eviter le poivre, les épices et les sauces irritantes.

Lorsque l'albuminurie reconnaît une origine gastrique ou hépatique, on se trouvera bien de suivre, à la lettre, le régime de Bouchard : Toutes les quatre heures, 250 grammes de lait et un ou deux œufs. Pour plus de commodité, la nuit, on aura sur la table de nuit, une crème froide, formée de trois œufs et de 500 grammes de lait, pour deux repas. Sauf un peu de sel et de sucre, aucun autre aliment, aucune autre boisson : on évitera les impressions psychiques et la femme gardera le lit durant ses époques menstruelles.

Les meilleures médications appliquées dans ces derniers temps sont : les eaux naturelles chlorurées (formes lymphatiques, enfants), le jaborandi, qui, en excitant la sueur, restreint l'activité fonctionnelle du rein (formes goutteuses, — *Marshall*), l'arséniate et l'hypophosphite de strychnine (formes nerveuses, — *Burggraeve*) ; l'alcool nitrique (*formes intermittentes*, — Tessier) ; l'eau de chaux (Küchenmeister) et la cocaïne, à la dose de 10 centigrammes trois fois par jour (Dacosta), lorsque la déperdition albumineuse est très abondante.

Avec ces agents et ceux que nous avons déjà préconisés, le praticien est armé, sinon pour guérir toute néphrite albumineuse, du moins pour établir, dans les parties les moins compromises du tissu rénal, une sorte de compensation longtemps compatible avec la vie : « guérison plus fonctionnelle qu'anatomique », suivant l'excellente expression de Lécorché.

Complétons, d'ailleurs, notre exposé du traitement, par l'examen des méthodes curatives conseillées par les spécialistes les plus célèbres.

Senator, de Berlin, déconseille fortement les irritations révulsives de la peau, presque toujours dangereuses : avec tous les praticiens, il conseille le lait, qui lave le rein de ses détritus toxiques à éliminer, et épargne, en même temps, son fonctionnement excitable. Peu partisan, toutefois, du régime lacté exclusif, il ajoute, à deux ou trois litres quotidiens de ce liquide, un peu de crème, du koumys, de l'huile de foie de morue, du lait d'amandes, un ou deux œufs. Il interdit l'activité musculaire, grande accumulatrice de déchets organiques, ainsi que l'usage du tabac, dont l'action est néfaste sur les vaisseaux du cœur.

Le docteur Ziemssen (de Munich) conseille les bains chauds, la gomme-gutte, la théobromine, principe actif du chocolat. S'il se présente des accidents urémiques, comateux ou convulsifs, une saignée générale, de 3 à 400 grammes, constituera le meilleur traitement de l'empoisonnement organique menaçant.

Il faut tonifier le sang des albuminuriques

avec les pilules de perchlorure de fer, de ményanthe et d'extrait de pissenlit, telles que les formule M. Bamberger, et donner, journellement aussi, une potion astringente préparée avec l'extrait de quinquina gris. On se trouvera bien également d'ajouter à la ration de lait la solution de Semmola (de Naples), contenant, pour 24 heures, 10 grammes de chlorure de sodium, 2 grammes de phosphate de soude et 1 gramme de chlorure de potassium. Rien n'est plus utile à la reconstitution du liquide nutritif, à l'enrichissement du milieu intérieur, que ces aliments minéraux, dont l'usage a été surtout popularisé par l'Ecole médicale italienne.

C'est ainsi que le regretté Giovanni Polli, de Milan, apôtre *ardent* (c'est le cas de le dire) des idées crémationnistes en Italie, se basant sur la composition chimique des cendres d'un homme adulte *brûlé en état de santé parfaite*, avait donné l'excellente formule d'une poudre spécialement destinée à faciliter l'assimilation organique et à servir, en quelque sorte, de support et de charpente aux échanges moléculaires et à l'*osmose* organique de l'être vivant.

Composée de quinze parties de phosphate de soude, bicarbonate de potasse et hyposulfite de magnésie, 10 parties d'hypophosphite, phosphate tribasique et carbonate de chaux, 10 parties de chlorure de sodium et d'oxyde de fer; 2 1/2 d'oxyde de manganèse et de silicate de potasse, la poudre de Polli, dite *zootrophique*, à la dose de 5 à 6 grammes par jour, est très utile dans l'albuminurie. Les éléments minéraux qui la constituent sont, en effet, toniques et formateurs de la chair et du sang, excitants vitaux, moteurs et nutritifs; leur emploi est donc rationnel, à notre avis, dans un mal où les transmutations vitales sont profondément troublées, parce que la *chair coulante* se trouve décomposée, ou (pour être plus scientifique) profondément *altérée* dans sa composition.

Nous constatons assez souvent, dans notre pratique, l'albuminurie intermittente, surtout chez les jeunes sujets, qui sont des plus aptes à subir les impressions du froid, de l'humidité et du surmenage. Il faut se garder de négliger ces formes morbides, qui mènent trop souvent à la dégénérescence granulo-graisseuse, progressive et chronique, du filtre rénal. L'albuminurie de ce genre s'installe, de préférence, chez les enfants de goutteux et d'hépatiques, dont les fonctions cutanées sont, de naissance, perverties et anormales, — progéniture tristement marquée, d'avance, pour les manifestations du protée *arthritisme*. Fréquemment signalées dans les pays du Nord (Angleterre, Suède) et dans les régions humides de notre France (Lyon), ces variétés de la maladie de Bright disparaissent, parfois, avec la croissance et la formation définitive, ou guérissent par les inhalations d'oxygène et la continuité d'un air salin, sec et chaud. Mais, le plus souvent, elles passent à la chronicité ou augmentent l'aptitude morbide à des affections intercurrentes graves.

Voici comment, de son côté, Dujardin-Beaumetz libelle le traitement des malades atteints d'insuffisance urinaire, c'est-à-dire de mal de Bright. Nous citons textuellement :

« Le malade devra se nourrir exclusivement

de lait, d'œufs, de féculents, de légumes verts et de fruits.

« *A*. Le lait sera pris sous toutes les formes, bouilli ou non. Fromages peu avancés. Crème.

« *B*. Les œufs seront très cuits. Œufs brouillés. Soufflés au fromage.

« *C*. Les féculents seront en purée (purée de pommes de terre, de haricots, de lentilles — lactamyle, racahout, chocolat, farine lactée — bouillies au gruau de blé, de riz, de maïs, d'orge, d'avoine — pâtes alimentaires, nouilles, macaroni, panades passées).

« *D*. Les légumes verts seront très cuits (purée de carottes, de navets, de julienne; salades cuites, petits pois, épinards).

« *E*. Fruits en compote.

« Si vous ordonnez la viande, vous recommanderez surtout des viandes très cuites (volailles en daube, poulet au riz, bœuf à la mode, veau en gelée, viandes braisées et même rôti de porc frais). La cuisson, en effet, détruit les éléments de putréfaction et de fermentation.

« Vous défendrez absolument le gibier, les mollusques, les crustacés, le poisson, les fromages faits, parce que ces substances contiennent toutes des ptomaïnes. J'insiste, en particulier, sur celles développées par le poisson putréfié; ce sont les plus rapidement produites et les plus toxiques. Quant aux mollusques, les empoisonnements causés par les moules et les huîtres ont pour cause ces mêmes toxines.

« Le malade pourra faire usage du pain, grillé ou non.

« Enfin, comme boisson, vous ferez prendre au malade du lait, ou de la bière, ou enfin de l'extrait de malt. Jamais de liqueurs, jamais de vin pur.

« Ce régime ne s'applique qu'aux cas peu intenses; lorsque les symptômes d'empoisonnement sont menaçants, il n'y a que le régime lacté exclusif. »

Un mot encore sur les médications dangereuses.

L'emploi du calomel dans les néphrites a amené de graves accidents (Rosenstein); mais l'iodure de potassium rend de très grands services, surtout dans la forme *interstitielle* de la maladie (Senator). Il faudrait trouver un médicament agissant pour corroborer l'action du lait, c'est-à-dire réalisant le nettoyage du filtre rénal et l'entretien de la perméabilité de ses tubes sécrétoires, dépurateurs jurés du liquide sanguin. Malheureusement, la plupart des agents qui tendraient à ce résultat surmènent l'organe, irritent son épithélium et augmentent ainsi les pertes albuminuriques. On a cru pouvoir, dans ces derniers temps, recommander, pourtant, la digitaline, la caféine, le salicylate de théobromine (Lépine, Huchard, G. Sée). Mais nous croyons que ces agents ne sont vraiment utiles que chez les brightiques qui présentent à l'auscultation du cœur le fameux bruit de galop. Chez les autres, ils sont plutôt nuisibles.

CHAPITRE XIX

LE CANCER

La plus grave maladie chronique qui puisse affliger l'humanité, le *cancer* ou *carcinome*, consiste dans une perversion nutritive des tissus, une dégénérescence désorganisatrice, terminée ordinairement par l'infection totale de l'organisme et la mort inévitable. Le cancer apparaît sous forme de plaques, de boutons, de tumeurs, qui tendent à s'accroître, et non à rétrograder, récidivent, après ablation, sur place ou à distance, engorgeant les ganglions lymphatiques, se généralisant aux viscères. Les variétés anatomiques du mal tiennent surtout à la nature des tissus envahis. Quant aux ganes le plus souvent atteints, ce sont, pa ordre de fréquence : l'estomac, l'utérus, les seins, le foie et le rectum.

Le plus souvent, il n'existe, tout d'abord, que des symptômes locaux, dus à la tumeur : douleurs plus ou moins lancinantes, phénomènes de compression, puis, hémorragies et sécrétions fétides, produites par l'*ulcération*, à laquelle tend manifestement tout cancer. Enfin, apparaît l'envahissement des lymphatiques et des veines, qui charrient, dans toute l'économie, le poison cancéreux : alors, se développe cette cachexie spéciale, consistant en un amaigrissement extrême, une teinte jaune-paille caractéristique, l'épuisement globulaire du sang, les phlébites, l'hydropisie, la diarrhée colliquative, et comme *terminus* fatal, la mort.

Chose remarquable, le malade a la conscience précoce de son incurabilité, bien différent en cela du phtisique, confiant et *euphorique* jusque sur son lit d'agonie.

Malgré quelques observations contradictoires, le cancer ne semble ni contagieux, ni inoculable : c'est un mal essentiellement personnel et qui n'a même rien de spécifique, ainsi que l'a démontré Virchow. On trouve, il est vrai, des microbes dans les tumeurs cancéreuses, mais ils ne sont que les résultats et les témoins de l'infection des tissus. Quant au bacille caractéristique, annoncé dernièrement, avec grand tapage, par le Berlinois Scheurlen, il peut, croyons-nous, aller rejoindre la célèbre lymphe de Koch, dans la grande hotte aux mystifications scientifiques...

Le cancer doit son nom bizarre et ses légendes populaires mystérieuses à la ressemblance qu'affectent, avec les pattes d'un crabe, les veines dilatées des tumeurs qu'il produit extérieurement.

Si l'on suit les tables annuelles de la mortalité, on s'aperçoit bien vite de l'augmentation des affections cancéreuses, surtout dans les grands centres. A Paris, sur 1,000 décès, 42 sont attribués au cancer. La proportion est plus grande encore dans certaines contrées de la France, notamment dans la basse Normandie; le docteur Arnaudet (de Cormeilles), attribue ce fait à l'usage de l'eau des mares, qui sert à la fabrication ordinaire du cidre. Au total, il meurt annuellement, en France,

102 cancéreux pour 100,000 habitants...

Le mal est notoirement héréditaire : P. Broca cite une seule famille dans laquelle, en moins de soixante-dix ans, il avait relevé 16 cas de mort par cancer. Mme Deshoulières et sa fille, Mme de la Vallière et sa fille, la duchesse de Châtillon, moururent de cancer au sein. On attribue volontiers ce dernier cancer à des frottements, à des contusions, à des violences ; mais il est incontestable que ces causes locales n'agissent que sur un terrain prédisposé. Mieux démontrée semble l'action des passions tristes, concentrantes, et des chagrins prolongés. C'est en entraînant un vice dans l'innervation que l'on voit les émotions morales troubler à ce point le processus nutritif.

L'exemple historique le plus probant est celui de Napoléon, qui succomba à Sainte-Hélène, aux suites d'un cancer gastro-hépatique. A cette époque, les médecins de l'Empereur, imbus des doctrines humorales, se souvinrent que Napoléon, bilieux et arthritique par excellence, avait possédé longtemps la gale, dont on était parvenu (chose peu facile à cette époque) à le débarrasser entièrement. Jugean que ses symptômes hépatiques pouvaient bien tenir à la suppression d'une éruption habituelle, ils lui firent endosser la chemise d'un galeux : la gale revint, mais sans amender aucunement les symptômes d'un mal, que l'autopsie démontra au-dessus des ressources de l'art.

Nous disions donc que le cancer augmente de fréquence, surtout dans les nations civilisées, où il semble suivre un développement parallèle à celui du luxe et du bien-être général. Marc-d'Espine assure même que les riches meurent deux fois plus de cancer que les pauvres. Cela tient, il n'en faut pas douter, au régime succulent et aux étranges abus du régime carné, commis par les classes dirigeantes depuis une cinquantaine d'années. Très fréquent chez les carnivores (tigres, chiens, etc.), le cancer est, en effet, fort rare chez les herbivores ; il est peu connu dans les pays chauds, où le végétarisme est en honneur (Inde, Egypte) ; il n'existe pas chez les nègres, dont chacun sait le régime frugal ; il est exceptionnel dans les communautés religieuses sévèrement légumistes.

Lorsqu'on songe à cette influence aggravante de l'alimentation surazotée sur les accidents de l'arthritisme, on ne peut s'empêcher (en observant attentivement les faits), de considérer le cancer comme la période ultime de cette grande diathèse. Il apparaît, du reste, de quarante-cinq à soixante ans, au même titre que les lésions organiques graves liées à l'arthritisme : asthme, apoplexie, angine de poitrine, maladies du cœur, albuminurie, etc... Dès qu'il s'installe, on voit réduite à son minimum (10 grammes au plus par vingt-quatre heures) la quantité d'urée dans les urines : c'est le signe de Rommelaëre, assez précieux, parfois, pour le diagnostic.

Hippocrate considérait le cancer comme incurable et défendait d'y toucher. Mais ses successeurs n'ont pas imité sa prudence, et, de tout temps, le charlatanisme médical s'est donné libre carrière pour préconiser les moyens les plus bizarres (depuis la fiente de crapaud jusqu'aux lézards gris vivants !) et entreprendre la prétendue cure de malades trop crédules ou abandonnés des médecins.

Dans le cas des tumeurs externes, on a employé avantageusement les courants électriques interrompus et les diverses ressources de la chirurgie opératoire. Si l'on ne peut opérer, il faut, du moins, s'efforcer de relever le moral du malade, de calmer ses douleurs, de combattre, par de savants pansements, la suppuration et la gangrène ; de corser, enfin, la nutrition défaillante, par le moyen d'un traitement et d'une diététique appropriés.

Aux personnes souffrant de tumeurs suspectes, aux héréditaires et aux arthritiques qui s'acheminent vers la cinquantaine, nous conseillons, d'habitude, un régime contenant le *minimum* d'azote, de phosphates et de chlorures. Beneke recommande, avec raison, dans ce sens : le lait, la crème, le beurre, le thé, le cacao, les pommes de terre, les légumes verts et fruits cuits, le maïs, le riz, le sagou, les vins de la Moselle et de Champagne, les harengs et les poissons fumés. Il conseille de ne pas dépasser 50 grammes de viande par jour et de remplacer le sel de cuisine par les sels de potasse à acides organiques, tels qu'ils existent dans les végétaux : c'est ainsi que l'on diminuera la fibrine du sang, et que l'on augmentera l'alcalinité des humeurs, si éminemment favorable aux régressions, et hostile aux organisations plastiques.

Les candidats au cancer se font remarquer par leurs troubles sensitifs intellectuels et par une impressionnabilité étrange avec tendances à la tristesse : il leur faut une vie simple, dénuée de soucis, d'ambitions, à l'abri des chagrins qui débilitent la nutrition et ouvrent toute grande la porte aux nosorganies.

L'action tonique et reconstituante de l'exercice, des frictions et surtout de l'eau froide, ne doit pas, non plus, être négligée chez ces malades. Le docteur Winternitz, de Vienne, écrit qu'il n'acceptait, jadis, que par compassion, dans son institut hydrothérapique, les malheureux atteints de cancer de l'estomac ou de squirrhe du sein et de la matrice. Aujourd'hui, il conseille les douches à ces malades, parce qu'il a vu constamment, sous leur influence en quelque sorte *nutritive*, l'état général s'améliorer, le poids du corps augmenter, la douleur s'amender et la digestion se rétablir.

Les médicaments internes qui réussissent le mieux contre le cancer sont : l'arsenic, la magnésie, la térébenthine de Chio ou de Chypre, la créosote, l'eau ozonisée, le condurango, le thuya, la ciguë, le chlorate de potasse. Certaines cures climatériques semblent aussi favorables. Neudorfer recommande surtout, à cet égard, le cap de Bonne-Espérance et le plateau de Mexico. D'une manière générale, les pays secs et élevés fournissent peu de cancéreux, au contraire des pays riverains des fleuves (C. Warren).

Au surplus, voici quelques formules contre la diathèse cancéreuse; nous les empruntons à notre *Formulaire :*

PILULES DE DEVAY

℞ Ext. de belladone. . . .	} ââ 1 gramme.
— de ciguë.	
Protoiodure de fer.	3 —
Poudre de gentiane	Q. S.

Pour 60 pilules (3 par jour).

PILULES DE DEBREYNE

℞ Chlorure d'or et de sodium.	0 gr. 10
Poudre d'amidon	2 —
Gomme arabique	6 — 50
Eau distillée	Q. S.

Pour 40 pilules. Tous les jours, une pilule en frictions dans l'intérieur de la bouche, puis l'avaler.

PILULES DE THOMPSON

℞	Extrait de ciguë	5 gr.
	Iodure d'arsenic	0 — 25
	M. S. A.	

Pour cinquante pilules. Une au milieu de chaque repas.

PILULES DE TÉRÉBENTHINE DE CHIO

℞	Térébenthine de Chio . . .	4 gr. 50
	Soufre lavé.	1 — 50
	Poudre de cannelle.	Q. S.
	Pour 30 pilules (6 par jour).	

ONGUENT

℞	Vaseline	30 grammes.
	Térébenthine de Chio . . .	5 —
	F. S. A. à chaleur douce.	

CHAPITRE XX

LE LYMPHATISME

Les parents obèses, arthritiques, diabétiques, donnent souvent naissance à des enfants dont la constitution se trouve entachée de lymphatisme. Le lymphatisme est le type incontestable du trouble constitutionnel par ralentissement de la nutrition. Cette diathèse est, pour ainsi dire, le point de contact entre la pathologie du riche et celle du pauvre. L'enfant du riche arrive, en effet, au lymphatisme par la voie de la misère physiologique, tandis que celui du pauvre y arrive par les effets de la misère sociale. Une peau rosée et transparente, glabre et molle, une atonie générale avec faiblesse des muscles, une prédisposition marquée à la sueur, ainsi qu'aux éruptions eczémateuses, (gourme) et catarrhales (coryza, bronchite, otite), caractérisent la surabondance de la lymphe sur le liquide sanguin. L'enfant lymphatique semble voué à toutes les indispositions; la moindre imprudence, qui serait insignifiante pour d'autres, détermine, chez lui, des poussées fluxionnaires ou inflammatoires du côté de la peau et des muqueuses, et des engorgements glandulaires ou articulaires. Le rachitisme, la scrofule et la phtisie guettent plus particulièrement le sujet dont la nutrition est ainsi amoindrie par le lymphatisme : tôt ou tard, ce tempérament, s'il n'est corrigé, donnera, sournoisement, des rendez-vous à toutes les diathèses.

Les anciens médecins insistaient beaucoup sur le type morbide qu'ils nommaient *beauté scrofuleuse ;* embonpoint un peu bouffi, peau fine et rosée, lèvres épaisses, nez épaté, yeux bleus ornés de longs cils, précocité intellectuelle et apathie physique... Il y a souvent du vrai dans cette esquisse du lymphatique confirmé : un médecin physionomiste ne s'y trompe guère.

Etant donnée la puissance des facteurs hygiéniques dans l'enfance, il importe d'accorder à l'alimentation vicieuse de cet âge une importance capitale pour le développement ultérieur du lymphatisme. Inversement, nous proclamons aisé de déraciner, par une bonne hygiène de l'allaitement, les prédispositions morbides les plus marquées sous ce rapport.

Méfions-nous donc du biberon, et surtout de l'alimentation prématurée, qui sont les deux grands antagonistes de la vitalité infantile, viciateurs du sang et homicides de la constitution du petit être. Après l'alimentation, les causes les plus actives du lymphatisme sont : l'encombrement, l'humidité, l'absence de la lumière solaire. C'est pourquoi l'amélioration de l'hygiène urbaine est, en quelque sorte, la clef de voûte de la régénération nationale et de la repopulation : nous l'avons dit et répété bien des fois.

Le nouveau-né prédisposé au lymphatisme devra être pourvu d'une bonne nourrice ; ce n'est que du dixième au douzième mois que l'on commencera à introduire, dans l'alimentation lactée, la mie de pain, l'œuf à la coque salé, les bouillies d'orge ou d'avoine, si riches en fer ou en phosphates. Une chambre bien claire, bien sèche, bien aérée, exposée au midi et fréquemment assainie par un feu bien flambant de cheminée ; une propreté exquise du corps de l'enfant, des bains quotidiens avec 500 gr. de sel de cuisine, 20 gr. de bromure alcalin et 10 gr. d'iodure : voilà encore, à coup sûr, des modificateurs très efficaces du lymphatisme de l'enfance. Nous recommandons volontiers aussi les frictions générales avec l'alcoolé de tannin. Enfin, l'enfant sera promené journellement au grand air et au soleil.

Le sujet lymphatique doit être soustrait, soigneusement, à toutes influences épidémiques ou contagieuses, parce que sa délicate réceptivité ne lui permet guère de soutenir une lutte à armes égales contre lesdites influences. On s'entourera, pour raisons analogues, de toutes les précautions possibles, pour la petite opération vaccinale, qui est, parfois, la source des accidents les plus sérieux chez les enfants en proie au lymphatisme. On veillera, enfin, par les laxatifs et les lavements, à la propreté parfaite du tube digestif, indispensable condition du relèvement nutritif.

L'enfant lymphatique doit être placé à la campagne pendant la belle saison. L'atmosphère maritime a surtout une action vivifiante et organisatrice sur ces tissus infiltrés de sucs blancs, mais éminemment malléables et susceptibles des plus heureuses transformations. Rien ne vaut la toute-puissance correctrice et préservatrice d'un air vif, comme l'air de la mer, saturé d'iode et de chlorures, tonique et corroborant par excellence du tube digestif, des poumons et du sang. Un organisme torpide et atone, qui est celui du lymphatique, doit donc être modifié, à tout prix, par un séjour prolongé au bord de la mer. C'est de cette puissante action modificatrice, bien rarement en défaut, que dérive l'importance sanitaire et sociale des hôpitaux marins, importance que nous croyons avoir, personnellement, mise en pleine lumière, dans notre livre intitulé : *La santé par l'exercice.*

Les principaux agents médicamenteux recommandables contre le lymphatisme sont : l'huile de foie de morue, que l'on peut remplacer, jusqu'à un certain point, par le mélange de sel chloro-bromo-ioduré, étalé sur des tartines de beurre, suivant la recommandation de l'illustre Trousseau; l'iode et les iodures, surtout l'iodure de calcium. A l'iode, il est souvent utile d'ajouter les préparations ferrugineuses, et principalement l'arséniate, le phosphate et l'iodure de fer; les tanniques et les amers, et, de préférence, le quinquina, l'extrait de noyer, la gentiane, le café de glands, le houblon; les sulfureux, représentés par les membres de la famille des crucifères (chou, radis, navet, cresson, ail, oignon, moutarde), et par le sulfure de calcium en granules; enfin, les balsamiques, tels que l'eau de goudron et la bière sapinette. Tous ces agents contribuent, par des côtés divers, à rehausser la vitalité et à modifier, finalement, les transmutations intimes des cellules de nos tissus. Mais leur activité curative sera toujours bien plus marquée dans les jeunes organismes que chez les adultes dont la formation est accomplie et le tourbillon nutritif dont parle Cuvier, moins énergique et moins intensif. C'est au berceau qu'il faut prendre le lymphatisme.

Vous voyez, en somme, que l'hygiène, en donnant la main à la médecine, peut avoir raison d'un tempérament inné, et fermer ainsi les portes à la scrofule et au tubercule, en éloignant, pour l'avenir, par l'exaltation du taux vital, tout un essaim redoutable de diathèses, auxquelles le tempérament lymphatique sert de levain, et, pour ainsi dire, de fumier.

ORDONNANCES CONTRE LE LYMPHATISME

Air salin, analeptiques, exercice sous toutes les formes, insolation, bains de mer et bains de sable; huile de foie de morue, beurre chloro-iodo-bromuré de Trousseau; vins de quinquina, de gentiane, extrait de noyer; préparations de fer et d'arsenic, eaux minérales chloro-iodurées naturelles, tisanes d'homériana, de houblon, de fumeterre: préparations phosphatées, amers exotiques et indigènes, granules de sulfure de calcium, d'iodoforme; café de glands, bière sapinette; hydrothérapie, eau de goudron, plantes anti-scorbutiques de la famille des crucifères, etc.

Teinture d'iode: de une à dix gouttes dans du lait.

MIEL IODOFORMÉ POUR LES ENFANTS (Besnier).

℞ Miel de Chamounix . . . . 100 gr.
Iodoforme . . . . 0 — 10
M.

De une à cinq cuillerées à café par jour.

POTION DE GUIBOUT

℞ Julep gommeux . . . . . . 150 gr.
Iodure de potassium . . . . 2 —
Teinture d'iode . . . . . . 1 —
Tannin. . . . . 1 —
Extrait de quinquina . . . . 8 — 50
M.

Par cuillerées à soupe dans les vingt-quatre heures.

MIXTURE DE MONIN

℞ Huile de foie de morue. . . 500 gr.
Iodol . . . . 1 — 50
Menthol . . . . 1 —
Saccharine . . . . 0 — 50
M. S. A.

SIROP ANTISTRUMEUX (Monin).

℞ Sirop de brou de noix . . . 200 grammes.
Extrait de gentiane . . . . 4 —
Chlorure de sodium . . . . 3 —
Iodure de sodium . . . . . 2 —
M. S. A.

Une cuillerée à café tous les matins, pour un enfant de moins de deux ans. Bain tiède avec 750 grammes de sel et 50 grammes de chlorure d'ammonium, tous les deux jours.

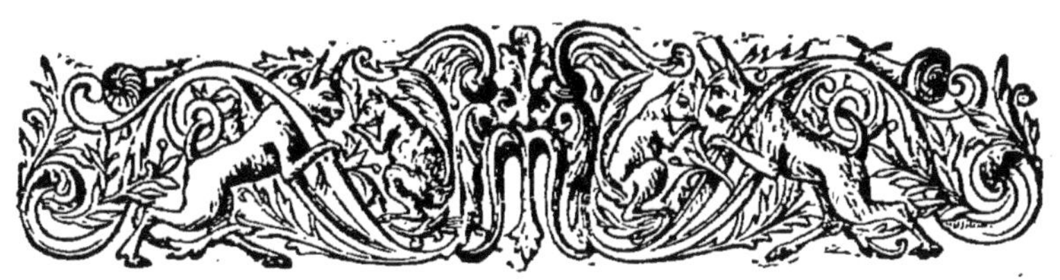

CHAPITRE XXI

L'ECZÉMA

Parmi les affections cutanées se rattachant incontestablement à une diathèse, il faut citer : les érythèmes, certains herpès, l'urticaire, le psoriasis, etc. L'*eczéma* et peut-être l'*acné* sont celles qui peuvent trouver la place la plus légitime dans cette galerie pathologique, réservée aux maladies de richesse.

L'eczéma est une affection de la peau assez fréquente pour avoir été dénommée, par Duncan-Bulkley « la pierre angulaire de la dermatologie ».

Caractérisé par la rougeur, la chaleur locale, les démangeaisons plus ou moins vives, son type classique est une éruption pointillée et vésiculeuse, qui laisse suinter une sérosité peu colorée, riche en albumine, et qui, pour cette raison, empèse le linge. A cette éruption de vésicules, succède, habituellement, une période sèche, écailleuse ou croûteuse : cette période de *desquamation* ou d'exfoliation épidermique n'est pas toujours la plus courte et la plus facile à guérir. Il existe, d'ailleurs, un grand nombre de formes éruptives d'eczéma qui s'écartent sensiblement de ce type habituel. La flore eczémateuse est d'une richesse des plus bariolées. C'est ainsi que le cuir chevelu peut être le siège d'une forme éruptive sèche, et primitivement squameuse, productrice de pellicules et cause fréquente de la chute des cheveux. Il est bien certain que ce *pityriasis* du cuir chevelu (du grec *pituron*, son) réclamera un traitement diamétralement différent de celui que nous instituerons pour guérir l'eczéma humide de la face, des oreilles ou des mains.

On rattache assez volontiers certains eczémas à une inflammation purement locale du derme, survenue sous l'action de causes irritatives extérieures, d'une manière de *traumatisme* infligé à la peau. C'est ainsi que les parasites (puces, poux, punaises, moustiques), l'action du froid et celle du soleil, la chaleur d'un four, le frottement répété des vêtements, le maniement habituel de substances irritantes (épiciers, droguistes), et même le simple grattage, chez un sujet nerveux ou affecté de varices, etc., sont capables de provoquer des éruptions analogues à l'eczéma. Mais ces éruptions, essentiellement subordonnées à la cause locale, physique ou mécanique, qui les sollicite, n'ont, en vérité, de l'eczéma que la mine apparente. Lorsqu'elles ne cèdent point à la disparition de l'agent provocateur (*sublatâ causâ, tollitur effectus*), elles rétrogradent toujours, assez rapidement, devant une médication locale des plus simples. Au contraire, l'eczéma que nous avons en vue ici exige toujours, pour sa guérison complète, un traitement général, *totius substantiæ*. Ce n'est pas une maladie; c'est une portion de maladie.

Les récidives du mal, sa transmission fréquente par l'hérédité, ses habituelles aggravations sous l'influence de l'âge, du régime excitant ou d'une vive impression morale; ses retours offensifs au printemps, la concomitance, non rare, de phénomènes généraux : tout contribue, en effet, à faire classer l'eczéma parmi les affections constitutionnelles. C'est ainsi que même les *gourmes* de l'enfance, variété banale et souvent suppurative de l'eczéma, n'apparaissent guère que chez les descendants lymphatiques de parents notoirement affectés d'herpétisme ou d'arthritisme.

C'est sous l'invocation de l'arthritisme (cette disposition constitutionnelle envisagée par Pidoux et Bazin comme le tronc commun du rhumatisme et de la goutte) que doit, presque toujours, être placé l'eczéma, participation de la peau à une maladie générale, reflet cutané de la perversion du *milieu intérieur* de l'être...

Il est curieux de constater, ici, combien la vieille opinion d'Ambroise Paré, attribuant ce mal au vice du sang, à l'altération humorale, à la rétention anormale, dans nos tissus, des résidus *acrimoniques* excrémentitiels de la nutrition, etc. ; combien cette vieille opinion recèle de vérité incontestable. La science moderne a démontré que le sang de l'arthritique contient des *hétérogènes* particuliers, les acides urique et lactique, entre autres ; au moyen de cette analyse chimique, on peut saisir pourquoi l'asthme, les angines, les arthrites, les névralgies, les migraines, la gravelle, la dyspepsie, réunis par le lien commun de l'altération nutritive, sont capables d'alterner chez le même sujet, de suppléer chez lui l'eczéma ou d'être remplacés par cette éruption.

Le lien diathésique une fois retrouvé, l'eczèma n'apparaît plus que comme la traduction cutanée de l'arthritisme, surtout chez les sujets lymphatiques. C'est probablement par ce tempérament, habituel à la femme et à l'enfant, que peut s'expliquer la vocation eczémateuse du beau sexe et du jeune âge. La plus grande finesse de la peau, la rareté des manifestations goutteuses articulaires chez la femme (qui est soumise, d'ailleurs, à une dépuration naturelle, périodique, du sang), nous expliquent aussi la prédilection de l'eczéma pour le sexe féminin. Peut-être aussi, comme l'avait, croyons-nous, pressenti Vogel, l'éruption vésiculeuse est-elle un artifice spécial, inventé par la nature, pour éliminer, au moyen de la peau, *vicaire du rein*, un excès d'albumine et de matières inorganiques de désassimilation, contenu dans l'organisme. Cette théorie nous rend compte d'un certain nombre d'accidents viscéraux graves (méningites, cancers, néphrites, etc.) ayant, incontestablement, succédé à une guérison trop rapide de l'eczéma. Ces accidents arrivent surtout (il faut bien le dire) aux médecins qui, insoucieux du traitement général, se bornent à des applications topiques substitutives, desséchant l'eczéma, mais ne déracinant point ses germes morbides, profondément implantés dans l'organisme.

C'est principalement chez les hémorroïdaires, les dyspeptiques et les asthmatiques, qu'il faut savoir respecter les manifestations extérieures de l'eczéma. L'alternance de cette affection avec certaines bronchites est, en Angleterre, si commune, que T. Fox a pu surnommer l'eczéma un *catarrhe de la peau*.

Il faut aussi rétablir les fonctions du foie, chez un certain nombre d'eczémateux. L'insuffisance biliaire retentit notablement sur le fonctionnement cutané. Souvenez-vous de l'expérience de Küss, qui, en supprimant, chez un chien, la sécrétion biliaire, au moyen d'une fistule, a amené le dépérissement du pelage de l'animal et des troubles variés dans la nutrition épidermique. Et, puisque nous parlons d'expériences sur les animaux, rappelons encore que Garrod et Gigot-Suard, en mêlant l'acide urique à la nourriture journalière des chiens, ont déterminé, chez ces animaux, des lésions constantes sur la peau et les reins.

L'eczéma est aussi très fréquent chez les femmes *qui croient ne pas devoir* allaiter leurs enfants : la nature se venge, par ce *lait répandu* (comme l'appelle le vulgaire) de l'infraction commise à ses lois ; ou, plus justement, le sang ne se dépouille point alors de certains principes irritants, excrémentitiels, que la secrétion lactée, elle, aurait su dériver parfaitement.

L'eczéma entraîne des démangeaisons, qui sont loin d'être toujours la *dolorifera voluptas* de Dietrich ; insupportables et constantes, analogues à des myriades de fourmis s'ébattant sur la peau, ces démangeaisons impliquent l'insomnie; elles désespèrent le malade par leur ténacité. Il n'est pas rare de voir des eczémateux, dégoûtés de la vie et bannis de la société, devenir la proie de la manie ou chercher à s'évader de l'existence par le suicide. L'irritation et le prurit s'aggravent, surtout par les changements de température, la chaleur, l'exercice, le travail de la digestion, les chagrins, les émotions morales. Souvent l'eczéma n'est que le contre-coup d'un ébranlement émotif. Constamment, l'usage du vin, de l'alcool, du café, du poisson, des aliments épicés, salés et fumés l'aggravent et l'exaspèrent...

L'eczéma *débourre*, en même temps que les bourgeons des arbres, dans la saison du renouveau : ce qui nous prouve que germinal n'étend point seulement son influence sur la sève végétale, mais aussi sur celle des affections constitutionnelles et diathésiques.

Avant de chercher, par une médication locale, à faire disparaître une éruption eczémateuse, il faut toujours s'efforcer de modifier tout d'abord, le terrain sur lequel a poussé cette éruption. Borné aux méthodes externes, le traitement peut, momentanément, effacer l'eczéma. Mais le malade n'est que *blanchi*, il n'est point guéri. Il est, de plus, exposé déjà (nous l'avons fait pressentir) à des rétrocessions de la diathèse sur des organes plus importants, à son déplacement sur les viscères internes, etc... C'est ainsi qu'on a pu dire que la dartre était souvent la forme la plus bénigne et la plus désirable de l'arthritisme :

Souvent la peur d'un mal nous conduit dans un pire.

Dans la forme aiguë de l'éruption, il importe de faire tomber la fièvre locale, la *phlogose* cutanée, au moyen de cataplasmes de fécule, laudanisés et boriqués, et de lotions émollientes et détersives avec l'eau d'amidon ou l'eau de sureau légèrement *saturnées*. Après deux à trois jours, on aura recours aux pommades substitutives, capables de calmer le prurit et la douleur, en provoquant la restauration du vernis épidermique. Les préparations à base de glycérolé tartrique, de vaseline à l'oxyde de zinc, de beurre de cacao au précipité blanc, de glycérine et d'huile de cade, sont particulièrement utiles, lorsque l'acuité de l'éruption est émoussée. La méthode d'occlusion par la gutta-percha laminée procure les bénéfices d'une sorte de bain de vapeur local, très favorable à l'élimination des déchets de l'épiderme et à la réparation définitive de la peau. Cette méthode a, de plus, le précieux avantage de mettre obstacle au grattage, qui entretient et exaspère les éruptions les plus bénignes et compromet ainsi les médications les mieux combinées. D'ailleurs, il est universellement reconnu que l'eczéma aime la chaleur.

Le traitement général de l'eczéma doit consister, d'abord, en purgatifs salins légers, ou mieux, en paquets de rhubarbe, magnésie et soufre. Le malade sera, de plus, soumis aux alcalins : on lui prescrira un litre de lait par jour, additionné d'une ou deux cuillerées à café de bicarbonate de soude bien pur. Dès que la période aiguë sera terminée, on instituera la médication arsénicale, sous la forme de liqueur de Fowler ou de granules de Dioscoride. Il est, enfin, certaines formes eczémateuses qui guérissent rapidement au moyen de la médication iodée : quatre à cinq gouttes de teinture d'iode avant chaque repas, dans un peu de vin. Nous avons obtenu des succès remarquables, surtout chez les femmes, à l'aide de cette prescription fort simple.

L'eczéma, nous l'avons dit et répété, n'est qu'une portion de maladie générale. On conçoit donc l'extrême importance du régime et de l'hygiène, pour triompher du mal et enrayer ses récidives. Il est certain qu'en soignant attentivement la dyspepsie et combattant certaines souffrances gastro-intestinales, on améliore singulièrement la plupart des affections cutanées. Car la peau élimine, par ses pores nombreux, une foule de matériaux résiduels de la digestion, substances toxiques et irritantes pour sa nutrition propre. Il suffit de rappeler, pour s'en convaincre, l'odeur qu'exhale la peau des personnes habituellement constipées [1].

En assurant par les purgatifs (et parfois par les antiseptiques), la propreté et le fonctionnement normal du tube digestif; en facilitant, au moyen des alcalins et de l'arsenic, le

[1] Voir notre livre : *Les Odeurs du corps humain.*

travail régulier du foie (le plus important annexe gastro-intestinal), on améliore constamment, *et souvent on guérit d'une façon définitive*, les eczémas les plus rebelles.

Les affections cutanées sont des problèmes d'alimentation : *in alimentis medicamenta*. Comme le disait Huxham, ce que nous prenons par onces et par livres doit nous affecter, pour le moins, autant que ce que nous pre nons par onces et par scrupules. Si l'eczéma était rare chez les anciens, c'était surtout à cause de la plus grande simplicité de leur régime, végétal et abstème, et à leur usage plus régulier des bains, sans lequel ils n'auraient pu se priver, comme ils le faisaient, du linge de corps.

L'excès des aliments et des boissons nuit aux eczémateux, précisément à cause de ces résidus âcres et inutilisés, qui s'éliminent partiellement par la peau. Les habitudes d'intempérance dans le boire et dans le manger sont les meilleures entreteneuses de l'état congestif du tégument externe et de ses vices sécrétoires :

A force de ragoûts et de mets succulents,
Nous creusons nos tombeaux, sans cesse, avec nos dents.

Le vin, et surtout les vins alcooliques ou aigrelets, le cidre, sont très nuisibles aux eczémateux : chacun sait la rougeur faciale du buveur de vin et du Normand amateur de cidre.

Régime doux; ni épices, ni sauces relevées, éviter les aliments trop salés, et non seulement les poissons et viandes conservés dans la saumure, mais toutes les conserves alimentaires en général, salaisons, charcuteries, même les conserves de légumes frais.

Les fromages fermentés, legibier, les champignons et les truffes, les condiments chargés d'essences âcres, tels que poivre, cannelle, ail, oignon, gingembre; le sarrazin et le maïs, le cresson, les pâtes non fermentées, la viande de porc, interdite par Moïse et Mahomet; et surtout les poissons de mer, coquillages et crustacés; voilà autant de mets dont l'eczémateux doit faire son deuil. Qu'il se souvienne, du reste, que beaucoup de ces aliments sont suspects de provoquer l'urticaire, chez des sujets bien portants. « La peau, a dit Bayle, est le miroir du sang. » Si vous échauffez votre sang, vous irritez votre peau : le corps humain n'est qu'un seul et grand organe, dont toutes les parties sont solidaires. Tout rentre dans le sang et tout en sort. C'est une aberration mentale que de vouloir traiter séparément et considérer comme « locales » les affections cutanées, qui sont peut-être les types les plus parfaits de l'exhibition humorale interne!

Quel doit être le régime dans l'eczéma? Des végétaux herbacés en abondance, afin de corroborer, par la chimie de la nature, la médication alcaline et anti-arthritique : la chicorée, les épinards, laitues, asperges, oseille, artichauts, scarole, cardons, haricots verts, etc... ; un usage modéré du sucre et des farineux, en exceptant, toutefois, les oranges, les pommes de terre et pois en purée, que l'on peut manger à volonté ; toutes les pâtes alimentaires; comme viandes journalières, le veau, le poulet, le lapin, le dindon, bien cuits et même rissolés; du lait, des œufs et du fromage très frais; des fruits bien mûrs : voilà, en quelques mots, notre ordonnance alimentaire. A propos des fruits, la plupart doivent être préférés cuits en compotes : car il n'est pas rare de voir les fraises, framboises, abricots, pêches et raisins muscats, même bien mûrs, déterminer des poussées eczémateuses. On fera bien aussi de rejeter les fruits huileux, sauf les amandes et noisettes vertes.

Il faut renoncer à l'usage du cidre et du vin pur, boire de la petite bière, du petit-lait, ou bien du bordeaux léger très étendu. Les boissons aqueuses et amères (houblon, pensée sauvage, douce-amère, centaurée), lavent très bien le sang, rétablissent les sécrétions dans leur intégrité, et entraînent, par le grand égout collecteur de l'économie, toutes les impuretés organiques. Nous avons vu certains eczémas *très aigus* rapidement amendés par la diète lactée et par le régime *végétarien* sévère. (Les médecins allemands, qui envoient souvent *paître* les eczémateux, obtiennent parfois ainsi de magnifiques succès.) Enfin, conseillons l'abstinence du thé, du café et surtout du bouillon, véritable solution toxique, qui souille le sang de produits excrémentitiels (xanthine, créatine, etc.), et vient ainsi compliquer l'arthritisme préexistant.

L'eczémateux sera placé dans un air pur, à mi-côte, près d'une forêt, loin de la mer. Il prendra pour devise : quiétude de l'âme, mouvement dans le corps. Il changera tous les jours son linge de corps et s'abstiendra de la flanelle. On le soumettra à des bains avec un kilogramme d'amidon et 300 grammes de carbonate de soude; ou mieux, on lui choisira une station hydro-minérale convenable. Il en est d'excellentes, pour l'eczéma, en France et à l'étranger; et nous croyons qu'il n'avait jamais soigné d'eczémateux, notre amusant Gui-Patin, lorsqu'il déclarait que les eaux minérales (*plus habent celebritatis quam salubritatis*) avaient fait plus de cocus qu'elles n'avaient jamais guéri de malades!

FORMULES CONTRE L'HERPÉTISME

PILULES DE GUIBOUT

℞	Arséniate de soude.	0 gr. 001
	Extrait de gentiane.	0 — 10
	M. pour une pilule.	

De six à douze par jour, aux repas.

Tisanes de gentiane, houblon, bardane, fumeterre, douce-amère, etc.; préparations alcalines, arsénicales, sulfureuses et ferrugineuses.

TRAITEMENT DE L'ECZÉMA (Brocq).

℞ Acide salicylique.. . . .	de o gr. 50 à 2 gr.	
Oxyde de zinc pulv . . .	âà	24 gr.
Poudre d'amidon		
Lanoline	30 à 40 —	
Vaseline	20 à 30	

Pour 100 grammes.

Mêlez avec soin pour faire une pâte homogène.

A appliquer la nuit.

PÉRIODE SUB-AIGUË ET CHRONIQUE (Bouchut).

℞ Colcream.	âà 30 gr.
Huile de cade vraie . . .	

M.

M. (matin et soir).

ECZÉMA CHRONIQUE ARTHRITIQUE (Vidal).

℞ Glycérolé d'amidon	30	grammes.
Tannin.	2	—
Colomel	1	—

M.

Onctions trois fois par jour et poudrer d'amidon.

ECZÉMA PITUITAIRE (Monin).

℞ Eau distillée de mélilot . . .	200	grammes.
Glycérine très pure.	40	—
Sulfate de cuivre.	2	—
Essence d'amandes amères .	X	gouttes.

M. S. A.

Introduire, matin et soir, dans la narine

15.

malade, un bourdonnet de ouate hydrophile boriquée imbibée de cette mixture, et le maintenir pendant dix minutes environ. La guérison s'opère en trois ou quatre jours.

ECZÉMA DES LÈVRES (Monin).

℞ Beurre de muscade.	35	gr.
Huile de bouleau.	1	—
Acide salicylique	0	— 30
Essence de reine des prés . .	VII	gouttes.

M. S. A.

Pour onctions trois fois par jour.

ECZÉMA FACIAL (Lassar).

℞ Vaseline blanche.	50	grammes.
Oxyde de zinc.	ââ 25	—
Amidon de blé pulvérisé .		
Acide salicylique.	2	—

M.

Matin et soir, onctions avec cette pommade, qui adhère intimement et ne peut être essuyée pendant le sommeil.

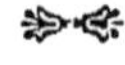

Terminons ce chapitre par quelques considérations sur l'*acné*. L'acné, fréquente chez les arthritiques, où elle se relie plus particulièrement à des troubles gastriques ou utérins, est une sorte de furoncle en miniature. Cette éruption entraîne parfois la *couperose* (curable, au début, par les lotions alcooliques très chaudes et l'usage des alcalins à l'intérieur). L'acné exige le même *traitement général* que l'eczéma, avec plus de sollicitude, toutefois, pour l'état de l'estomac et de l'utérus (chez les jeunes filles mal réglées et chez les femmes arrivées à l'âge critique).

LOTION CHAUDE CONTRE L'ACNÉ (Brocq).

℞ Eau distillée	200	grammes.
Alcool à 90°	} ââ 30	—
Ether sulfurique		
Borax	15	—

M. S. A.

Combattre la constipation et soigner l'estomac. Eviter les *cosmétiques*. 2 à 6 centigr. par jour de sulfure de calcium en pilules (Fox). — Bains tièdes fréquents, purgatif salin hebdomadaire. — Lavages journaliers avec de l'eau très chaude et alcaline. — Une cuillerée à soupe de glycérine, tous les jours, aromatisée à l'essence de menthe.

POMMADE CONTRE L'ACNÉ PUNCTATA (Monin).

℞ Cérat de Galien.	40	grammes.
Ammoniaque liquide	4	—
Essence de reine de prés . .	2	—
Vinaigre rosat.	1	—

M. S. A. pour frictionner soir et matin.

FORMULE CONTRE L'ACNÉ VULGAIRE REBELLE
(E. Besnier).

℞		
Résorcine.		3 à 5 gr.
Poudre d'amidon	} āā	5 grammes.
Oxyde de zinc.		
Vaseline		15 —

Appliquer cette pommade sur l'acné pendant la nuit; le matin, on l'enlève avec de l'huile d'olive et de la ouate. Cette pâte à la résorcine ne produit aucune irritation et l'effet s'en fait sentir souvent au bout de trois jours.

Ne pas oublier l'ancien proverbe des latins *Matrimonio curat varus* (*Varus* était l'acné).

En même temps, recommander de s'abstenir de bière, de vin, de liqueurs et d'aliments graisseux.

LOTION DE GOWLAND

℞		
Emulsion d'amandes amères.		200 grammes.
Sel ammoniac.	} āā	0 10 cent.
Bichlorure de mercure . .		

M. S. A. (matin et soir).

TOPIQUE CONTRE LA COUPEROSE (Monin).

℞		
Baume du Pérou		40 grammes.
Iodoforme		2 —
Huile de bouleau.	} āā	1 —
Extrait de ratanhia. . . .		
Essence de géranium		X gouttes.

M. S. A.

Tous les deux jours, prendre le matin à jeûn, une cuillerée à soupe du mélange suivant :

℞ Huile de ricin.	âà parties égales
Glycérine très pure. . . .	
M.	

COUPEROSE FACIALE (Leroy).

℞ Soufre précipité	âà 8 grammes.
Glycérine purifiée	
Craie précipitée	
Eau de laurier-cerise . . .	
Alcool rectifié	
M. S. A.	

Laver tous les soirs la face à l'eau de son tiède, puis frictionner avec cette mixture et recouvrir d'un masque de gutta-percha laminée. — Régime végétal; suc d'herbes, eaux alcalines. Pas d'alcooliques, de café, ni d'épices.

Traiter la dyspepsie, la constipation, la dysménorrhée. Eviter le froid aux pieds.

(Pour détails complémentaires, consulter notre *Hygiène de la Beauté* et notre *Formulaire.*)

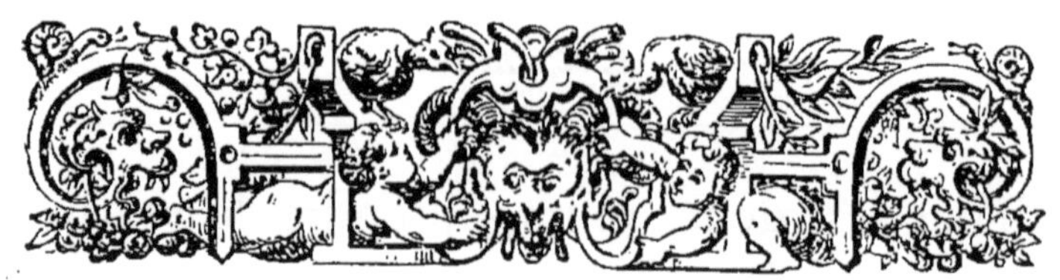

CHAPITRE XXII

DE L'URTICAIRE

Le plus ordinairement, l'urticaire n'est que le reflet d'une irritation interne du tube digestif. Chez les herpétiques, les goutteux, les rhumatisants, les migraineux, les dyspeptiques, les hépatiques; chez les individus prédisposés à l'indigestion et à la diarrhée; chez les hypocondriaques, qui ont toujours les yeux fixés sur leur santé, — la peau est un fin réactif de l'estomac : sur elle viennent, comme en un miroir, se refléter les actes laborieux de la chimie digestive.

Les aliments le plus communément incriminés d'occasionner l'urticaire, chez ces prédisposés, sont les moules, les huîtres, anguilles, crevettes, écrevisses et crabes ; la viande de porc, les mets de haut goût, épicés, fumés et salés ; l'oignon, les choux, les noix, le gibier, les champignons, les truffes, les sauces savantes ; le cresson, les concombres, le céleri, les fraises et les framboises ; les vins acides du Rhin, de la Moselle et de Hongrie ; le café trop fort ou pris en excès. Mais, il y a bien d'autres aliments capables de provoquer l'urticaire ; c'est ainsi que le Dr Mercklen cite le cas d'une famille dont plusieurs membres ne peuvent manger des œufs, sans payer cette ingestion par une petite éruption ortiée fugace. Parmi les médicaments, le copahu, les iodures et les bromures sont ceux qui sont le plus suspects de retentir sur le tégument externe.

Toutefois, l'urticaire est loin d'être rare chez les enfants. Le Dr Comby a démontré, par de nombreuses observations, que cette éruption, si ordinairemeut bénigne, revêt, parfois, dans le jeune âge, les allures alarmantes d'un empoisonnement réel. Chez l'enfant, comme, du reste, chez l'adulte, l'urticaire, n'est, en effet, le plus souvent, que le reflet d'une auto-intoxication, la *réaction cutanée* d'une indigestion ou d'un état gastro-intestinal ancien, qui a sa source dans un régime défectueux. Les enfants rachitiques, qui boivent et mangent trop ; les jeunes sujets soumis à l'usage nuisible des boissons fermentées ; les nourrissons artificiellement allaités et victimes d'une alimentation grossière et prématurée, présentent assez volontiers des éruptions d'urticaire à répétition, qui résistent désespérément aux traitements les plus rationnels. L'estomac dilaté, l'intestin enflammé, élaborent bientôt des poisons, encore peu connus, mais qui s'éliminent par la peau en produisant la *fièvre ortiée*. La dentition et l'état nerveux semblent favoriser l'apparition de ces élevures prurigineuses, de ces plaques blanchâtres et dures, éphémères ou persistantes, que l'on a justement comparées à des piqûres d'orties. Ajoutons que le meilleur traitement de l'urticaire infantile est celui qu'a conseillé Hebra : l'huile de foie de morue *en frictions* et à l'intérieur. Une bonne hygiène alimentaire, la suppression de la viande, du vin, du café, des épices ; l'interdiction de toute boisson en dehors des repas ; l'emploi réitéré des lavements et des bains tièdes, empêcheront tout retour offensif d'une éruption, assez grave chez les enfants, parce qu'elle entraîne la fièvre, l'insomnie et l'agitation nerveuse, par les violentes démangeaisons qu'elle occasionne et les furieux grattages qui en sont la conséquence.

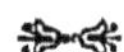

Ordinairement limitée au tronc et à la racine des membres, la fièvre ortiée se généralise parfois sur tout le corps. Ordinairement, les larges papules auréolées, plates et irrégulières qui constituent l'éruption, n'apparaissent qu'après démangeaisons et grattages. En même temps que la fièvre, existent souvent des douleurs articulaires et des troubles digestifs.

On a décrit une urticaire *interne*, occupant les muqueuses, déterminant certaines variétés de coryza, d'angine, de laryngite, et parfois une toux irritante accompagnée d'une oppression des plus vives. Pour certains théoriciens, l'asthme ne serait même qu'une urticaire bronchique...

L'urticaire peut naître sous l'action des émotions morales, colère, chagrins, perturbations affectives, opérations chirurgicales. C'est la forme dite *spasmodique* ou *émotive*. Nous en observons, journellement, des exemples : il nous suffit de faire déshabiller une jeune fille pour ausculter sa poitrine : le rouge de la pudeur apparaît aussitôt sur les bras et les épaules, sous la forme de plaques ortiées. Certains sujets présentent, à cet égard, une vulnérabilité cutanée exquise. On pouvait voir, il y a quelques années, à la Pitié, une femme *lithographique*, sur laquelle, à l'aide de la pulpe du doigt, chacun faisait apparaître des tracés d'écriture très lisibles et longuement persistants. Les sujets de cet ordre ressortissent, vous le comprenez, à la classe miraculeuse des névropathes et des hystériques, inépuisable mine des mystères de la pathologie. D'autres femmes vous prédisent, enfin, l'apparition de leurs époques par une urticaire qui ne les trompe jamais.

L'impression du froid au moment de la digestion; les piqûres des mouches, puces, punaises, araignées, chenilles, méduses (*orties de mer*), etc., etc., sont généralement susceptibles de provoquer une éruption ortiée de cause externe. Certaines personnes ne sauraient prendre un bain froid ni revêtir une flanelle, sans présenter bientôt de l'urticaire.

Terminons par quelques préceptes à l'adresse des sujets prédisposés à l'urticaire. Ils devront fuir les aliments qui leur ont paru solliciter l'éruption; éviter, d'ailleurs, toute nourriture exagérée et excitante, qui impose au tube digestif, et surtout au foie, un labeur excessif. Le régime végétal, laxatif et rafraîchissant, la cuisine simple et la sobriété habituelle leur sont recommandés : ce sont choses, d'ailleurs, qui n'ont jamais fait de mal qu'aux médecins.

Pour guérir l'éruption, une fois qu'elle est installée, il faut que le praticien s'efforce, d'abord, d'en dépister la cause, et de la déloger ensuite. S'il y a embarras gastrique, une purgation saline ou un vomitif en auront raison. Comme traitement local, les lotions tièdes vinaigrées et les frictions avec une tranche de citron nous ont assez fréquemment réussi. Dans les formes rebelles et chroniques, il faut prescrire, à l'intérieur, les alcalins, l'antipyrine, les gouttes de Baumé, les granules de sulfate d'atropine, sans préjudice, bien entendu, du changement de régime et d'habitudes. Comme lotions générales, on imbibe une petite éponge avec de l'eau phéniquée au soixantième ou une solution d'hydrate de chloral, à 5 grammes pour 200 d'eau. Dès que la peau a été lotionnée, on saupoudre les parties malades avec un mélange de fleur d'amidon et d'oxyde de zinc.

CHAPITRE XXIII

LES CLOUS (FURONCLE ET ANTHRAX)

Vous savez tous, lecteurs, que la peau humaine est incessamment lubréfiée par une sorte de graisse, nommée matière *sébacée* (du latin *sebum*, suif), qui a pour but principal d'empêcher la macération de ce tégument externe dans la sueur, et pour but accessoire de l'assouplir contre les influences matérielles extérieures. Or, l'organe qui préside à cette fonction sécrétoire du *sebum*, le follicule *pilosébacé* (ainsi nommé parce que son conduit excréteur se jette dans les racines du poil), s'enflamme, parfois, dans une plus ou moins grande étendue. Il se forme, alors, le *furoncle*, vulgairement *clou*, sorte de monticule rouge surmonté par un point blanc acuminé donnant passage au *bourbillon*, matière puriforme résultant de l'inflammation du follicule : « Un clou, c'est un volcan sous-cutané, » dit Camuset.

Cette inflammation reconnaît pour causes le tempérament lymphatique, l'affaiblissement, l'obésité, les fatigues, les excès de tout genre, la mauvaise alimentation, etc.; les frottements répétés (furoncles des fesses chez les cavaliers); les applications irritantes pour la peau (vésicatoires). Le régime excitant, l'abus du café et des viandes fortes, le diabète et la diathèse urique (goutte) sont également des causes actives de furoncles. Le docteur Lœwenberg a cru, dernièrement, avoir démontré que l'origine de la maladie était due à l'invasion d'un microbe spécial, provenant de l'atmosphère et surtout des eaux : il explique ainsi la fréquence des clous aux oreilles et au cou, leurs poussées successives par auto-contagion, enfin, les formes graves de la maladie; mais nous croyons sincèrement que les partisans acharnés de cette théorie sont victimes, une fois de plus, du *post hoc, ergo propter hoc*. Pouvons-nous, de bonne foi, nous résigner à considérer, comme accidentellement produit par un parasite, ce signe fidèle de la perversion humorale, ce reflet incontestable des opérations chimiques défectueuses de la nutrition ?...

Pendant la convalescence des maladies aiguës, et surtout au déclin de la variole, on observe des poussées interminables et successives de furoncles, qui ne sont pas sans avoir sur les organismes un effet épuisant. De même, dans la gale, à la suite des irritations causées sur la peau par les sarcoptes parasites, on observe des éruptions variées dans leur forme et dans leur allure. C'est dans ce sens qu'on a pu dire : « La gale éveille l'herpétisme, » parce que cette maladie parasitaire provoque de nombreuses éruptions, et fait de la peau une sorte de champ ouvert à toutes les représentations morbides de la dermatologie.

Le pronostic du furoncle est, généralement, sans gravité. Les clous sont très douloureux dans certaines régions du corps, notamment dans le conduit auditif externe, où ils provoquent les plus pénibles phénomènes d'étranglement. A la face, le furoncle peut occasionner la mort en produisant une phlébite de la veine faciale, se propageant par la veine ophtalmique aux sinus de la dure-mère.

Les furoncles semblent *se semer* (un clou chasse l'autre) et affectionner, de préférence, les diabétiques et les goutteux.

Le traitement consiste dans l'emploi des émollients : lotions d'eau de mauve, d'eau de sureau, cataplasme d'amidon. Il ne faut pas employer, en cataplasmes, la farine de graine de lin ; elle renferme une huile qui ne tarde pas à rancir, irrite la peau et provoque l'éclosion de nouveaux clous. Les applications de pommade à l'oxyde de zinc (2 pour 35 d'axonge), les onguents diachylum, styrax, de la mère, d'Arcéus, etc., semblent également abréger la durée de l'affection. Un précepte important à suivre, en tous les cas, c'est de ne pas irriter le furoncle, sous peine de le voir fréquemment grossir et se transformer en *anthrax*.

L'anthrax, qui ne diffère du furoncle que par son volume plus grand et par ses bourbillons multiples qui sortent de la tumeur comme l'eau sort d'une pomme d'arrosoir ; l'anthrax se rencontre surtout chez les sujets débilités, alcooliques, cachectiques. Il est le fréquent compagnon du diabète. Sa durée est de quinze jours à trois semaines ; parfois, il s'accompagne de symptômes typhiques et d'infection purulente. Lorsqu'il siège aux lèvres ou au front, ses dangers sont des plus grands. Si, chez un sujet affecté d'anthrax facial, vous voyez un œil avancer hors de l'orbite, vous pouvez annoncer la mort prochaine, par propagation de l'anthrax au cerveau. Quand il siège au cou, on l'a vu également causer l'asphyxie, en amenant l'œdème de la glotte.

Le traitement de l'anthrax repose sur les mêmes données que celui du furoncle. Küss a obtenu des succès par les pansements avec une solution concentrée de chlorate de potasse et Verneuil avec les pulvérisations phéniquées. On a conseillé, dans les cas graves, de cautériser, avec un fer rougi à blanc, les tissus de l'anthrax, préalablement fendus par une incision cruciale. Mais l'issue de la maladie est souvent indépendante du traitement ; elle dépend de la nature de l'anthrax, de son siège et surtout du terrain sur lequel il a poussé. Ce terrain sera l'objet de soins généraux importants. S'il existe un état morbide dominant, on le combattra par un traitement approprié (traitement du diabète, si l'anthrax est survenu chez un diabétique). Dans tous les cas, il sera bon de remonter le taux général de l'économie affaiblie, par une médication tonique et reconstituante, et de supprimer, dans le régime, les aliments échauffants et fermentescibles, tels que le gibier, les corps gras, le bouillon, etc., etc.

Si l'on soupçonne, du reste, un milieu gastro-intestinal infectieux, il faut administrer, chaque jour, un grand lavement tiède additionné d'une cuillerée à café de borate de soude et donner, avant chaque repas, un paquet composé de 50 centigr. de salicylate de bismuth et 50 centigr. de salicylate de magnésie, afin d'empêcher l'auto-intoxication provenant d'un milieu gastro-intestinal putride.

⁂

L'orgeolet ou *compère-loriot* est un furoncle

des paupières, fréquent surtout chez les sujets dont l'intestin et l'estomac fonctionnent mal, notamment chez les arthritiques, les obèses, lymphatiques, etc. Le meilleur traitement de l'orgeolet consiste dans les compresses chaudes d'infusion de sureau boriquées et les onctions avec l'huile d'amandes douces, mélangée d'un dixième d'huile de bouleau : c'est, du moins, la méthode qui nous a le mieux réussi dans ces derniers temps, et nous la recommandons de préférence à celles que nous avons déjà indiquées dans nos précédents ouvrages[1].

Voici, au surplus, quel devra être le traitement général de la *furonculose*, suivant ses origines et suivant le terrain où elle s'est implantée :

Chez les arthritiques : dix à vingt gouttes de teinture de colchique, tous les jours, dans un petit verre de cognac.

Chez les herpétiques : eau de goudron, aux repas, avec sept gouttes de Fowler.

Chez les anémiques : dix gouttes de perchlorure de fer tous les jours.

[1] Voir notre *Hygiène de la beauté* et surtout notre *Formulaire de médecine.*

Chez les auto-intoxiqués :

℞ Naphtol β . . . . } ââ 0 25 cent.
Salicylate magnésie . . . }
M. pour un cachet (3 à 4 par jour).

Chez les lymphatiques : dix gouttes de teinture d'iode, tous les matins, dans du lait.

Chez les diabétiques : régime approprié et permanganate de potasse à l'intérieur, suivant notre formule.

CHAPITRE XXIV

LES APHTES

Il ne s'agit point, ici, de la fièvre aphteuse de l'espèce ovine, qui vient d'être le prétexte de mesures prohibitives si désagréables aux bouchers. Non. Il s'agit de cette petite affection buccale, fréquente et bénigne, que l'on a, pendant longtemps, confondue, à tort, avec le *muguet*. Le muguet est d'une essence parasitaire absolument certaine : il est produit par un champignon, décrit sous le nom d'*oïdium albicans*. L'*aphte*, au contraire (l'Académie écrit ainsi, malgré l'étymologie de *aphthô*, je brûle), n'est qu'une variété de catarrhe de la bouche, d'érythème buccal.

A moins d'être très confluents, les aphtes

constituent plutôt une ennuyeuse indisposition qu'une maladie proprement dite. Ce sont de petites vésicules, lenticulaires, gris-perle, qui, en s'ouvrant, laissent place à une légère ulcération jaunâtre, aux bords d'un rouge vif. L'origine de ces vésicules est dans l'inflammation des glandules salivaires, qui pullulent le long de la muqueuse buccale, notamment sur les bords de la langue et à la face interne des lèvres et des joues, sièges les plus habituels des aphtes.

L'éruption s'accompagne de malaise, courbature, langue blanche, état fébrile léger, avec embarras gastrique, — tous ces symptômes s'évanouissant en quelques jours. La bouche est d'abord sèche, puis chaude et cuisante; l'haleine est forte et acide, et la salivation assez fréquente, surtout pendant la nuit.

Les aphtes sont fréquents chez le nouveau-né, où ils indiquent toujours un vice dans l'allaitement et dans la nourriture infantile : il faut se garder de confondre avec des ulcérations couenneuses ces petites lésions, de nature essentiellement bénigne.

Chez l'adulte, l'aphte est l'ordinaire indice

du tempérament arthritique ou rhumatismal. Il affecte pour le sexe féminin une certaine prédilection, et nous avons observé plusieurs de nos clientes, périodiquement ennuyées par ces éruptions, douloureuses et très tenaces, de la bouche. Fréquemment, les aphtes coïncident avec l'indigestion ou avec la dyspepsie, en vertu de cette intime corrélation qui unit les points, souvent les plus extrêmes, de la muqueuse digestive. En outre, ils s'accompagnent, parfois, d'angines *herpétiques*, qui, pour nous, ne sont, le plus généralement, que des variétés amygdaliennes de l'aphte vulgaire. Remarquons, en passant, que lorsque la gorge est tapissée de ces éruptions, la rareté voulue des mouvements de déglutition vient encore favoriser la fermentation sécrétoire de la bouche, dont les produits augmentent ainsi en puissance irritante et en acidité.

Le traitement de l'aphte consiste à le toucher, tout d'abord, avec une goutte d'éther pur : ce qui hâte la période d'ulcération, en dissolvant la pellicule épithéliale qui recouvre la petite éruption vésiculeuse. On panse en suite l'ulcération avec un collutoire composé de

10 grammes de mucilage de pépins de coings, 2 grammes de borate de soude et 50 centigrammes de chlorate de potasse. Dans le cas d'aphtes confluents, on prescrit, en outre, des gargarismes et lavages buccaux avec 200 grammes d'eau de menthe poivrée, 5 grammes de teinture de pyrèthre, 4 grammes de teinture de cochléaria et 3 grammes de teinture de ratanhia.

Le plus souvent, un léger purgatif (quelques paquets de rhubarbe et de magnésie) et la prescription du régime lacté, avec tisane d'orge, œufs à la coque et légumes verts, auront raison de l'état gastrique concomitant. Le régime lacté est, ici, d'autant meilleur que la mastication est très gênée. On pourra additionner le lait d'un peu d'eau de chaux ou d'eau minérale alcaline naturelle.

Les personnes dont la muqueuse buccale est sensible aux aphtes devront éviter les causes d'irritation de cette muqueuse : la nourriture épicée, les vins acides, les fruits verts, les fromages avancés, les conserves de poissons (c'est à leur abus qu'est due la fréquence de l'aphte en Hollande), la saumure, les aliments trop chauds (fréquence de l'aphte en Angleterre, à cause de l'usage du thé brûlant) ; tous ces agents sont à incriminer à cet égard. Les noix fraîches (par la substance âcre et résineuse contenue dans la peau de leurs cuisses); les amandes et les noix sèches (par la rancidité de l'huile qu'elles renferment) conviennent peu aux personnes sujettes à l'aphte. Il en est de même du tabac. Le tabac du Levant, qui est le moins âcre, sera, seulement, toléré ; et encore, on recommandera de le fumer dans de longs porte-cigarettes, pipes ou narghilés, capables de dépouiller la fumée de sa chaleur, et de l'âcreté qu'elle peut encore recéler.

Pendant les fêtes du Jour de l'An, nous constatons, assez souvent, des éruptions aphteuses. Elles sont causées par l'abus des sucreries et du chocolat : il faut bien savoir que le sucre se transforme, dans la bouche, en acide lactique. En outre, chez les grandes personnes, vient s'ajouter, à cette cause, l'embarras gastrique, traîtreusement embusqué sous les plats savants des dîners en ville.

Les aphtes obéissent aussi (c'est, du moins, notre conviction) à une constitution médicale épidémique, dont l'humidité est le principal élément. Cela n'empêche point les irritations buccales habituelles d'indiquer ordinairement la nécessité de modifier un régime trop échauffant, de mouiller le vin des repas, de supprimer les liqueurs et de choisir une alimentation plus végétale, plus laxative. Il importe aussi de faire limer les aspérités dentaires capables d'entretenir et de provoquer les lésions de la muqueuse, ainsi que de faire nettoyer périodiquement le tartre déposé le long des gencives, dans les interstices des dents. Or, ne savons-nous pas que ces dépôts sont précisément plus abondants chez les sujets arthritiques, soumis aux excès de l'alimentation carnée et albuminoïde[1] ?

[1] Voir l'*Hygiène dentaire*, dans notre livre *de la Beauté*.

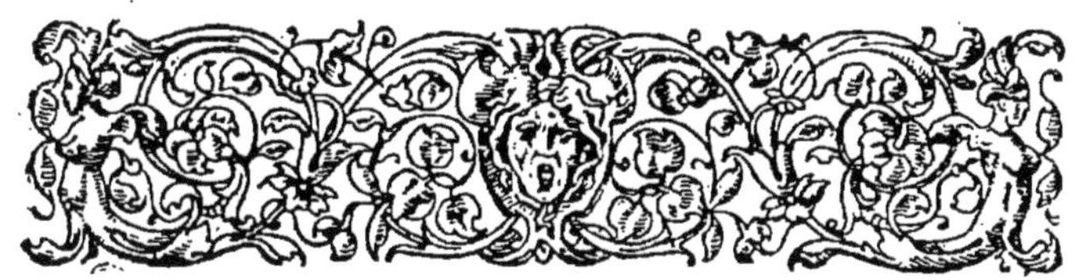

CHAPITRE XXV

DE L'EXERCICE DANS LES MALADIES DE RICHESSE

PARMI les agents physiques utiles pour le traitement hygiénique des riches, l'exercice occupe, à coup sûr, le premier rang. *L'exercice libre à l'air libre*, voilà le pivot de toute lutte régulière contre les maladies chroniques; voilà le remède rationnel contre les troubles nutritifs du liquide sanguin... Toutefois, la composition de l'atmosphère est loin d'être indifférente dans la question. C'est ainsi que le climat maritime, favorable dans les anémies et le lymphatisme, nuit ordinairement aux asthmatiques et aux rhumatisants congestifs. Les climats côtiers chauds, la Riviera, par exemple, conviennent merveilleusement aux diabétiques et à certaines variétés, indolentes et torpides, de la goutte chronique.

Les climats de montagne, par l'énergique coup de fouet qu'ils distribuent à la nutrition tout entière, exigent une certaine force de résistance : les obèses, les asthmatiques sans lésion du cœur, les sujets qui souffrent d'engorgement veineux abdominal, se trouvent fort bien du climat de montagne. Quant au climat de plaine, ses contre-indications ne sont fondées que sur la température et l'état météorique, essentiellement variables, qui les caractérisent. Cependant, les pays boisés, par la grande quantité d'oxygène condensé qu'ils renferment, conviennent spécialement aux sujets dont le ralentissement nutritif a besoin d'être excité, et dont les combustions, torpides, demandent à être vigoureusement activées.

Que le mouvement du corps soit spontané, comme dans la marche, ou communiqué, comme dans la voiture, ses effets se manifestent toujours, essentiellement, par la libération de l'acte respiratoire, l'impulsion imprimée au cœur, l'activité plus grande des fonctions de la peau, l'invigoration de l'appareil digestif. L'exercice est le grand ennemi de toutes ces maladies *de richesse*, qui ne vivent que de notre alanguissement nutritif. Cherchez... et vous ne trouverez pas un facteur rural obèse, pas plus qu'un paveur goutteux ! Agir, c'est vivre ; point de longévité sans exercice. « L'oisiveté physique est une rouille, » a dit Franklin. La dyspepsie, la constipation, l'obésité, le diabète, la goutte, les engorgements viscéraux, les hémorroïdes, les calculs biliaires et vésicaux, l'albuminurie : voilà les épées de Damoclès de l'homme inactif.

L'exercice le plus favorable a lieu à jeun ou une heure après le repas. Pour les sujets arthritiques ou lymphatiques, pour les goutteux et les diabétiques, la marche (ou mieux la course et la chasse) constituent des mouvements nécessaires et suffisants, à condition qu'elles durent, pourtant, assez longtemps, quatre heures par jour, au moins, en deux séances. Lorsque l'obésité gêne, pour ces exercices, on aura recours à une voiture bien suspendue, que l'on quittera de temps à autre, pour remédier à l'essoufflement et pouvoir ensuite reprendre plus aisément la marche. En effet, si on la veut fructueuse et dénuée d'inconvénients, celle-ci doit être graduée, peu à peu, jusqu'à l'automatisme. Il en est de même de la gymnastique, exercice plus puissant, qui devra, d'abord être *passif* (système suédois), afin de discipliner, méthodiquement, le muscle et de coordonner progressivement la nutrition. Bien dirigée, la gymnastique excite la résorption cellulo-graisseuse et possède un souverain pouvoir antispasmodique, en conférant aux muscles et au sang la prédominance sur l'élément nerveux vaincu : *sanguis moderator nervorum.*

Exercice mixte, tour à tour fatigant et facile, actif et passif, l'équitation stimule surtout la circulation abdominale et combat la dyspepsie et la constipation, à la suite des mouvements de succussion communiqués par le trot de l'animal. La natation facilitera surtout les éliminations sécrétoires de la peau, soupape de sûreté de notre machine. Elle fera sortir, par ce puissant émonctoire, les vices diathésiques que l'ancienne doctrine humorale dénommait les *âcretés hétérogènes* du sang, et dont la rétention cause l'uricémie, l'herpétisme, le rhumatisme... Par l'énergie musculaire qu'elle déploie, l'escrime s'adresse surtout aux malades qui possèdent l'intégrité, à peu près complète, de leur résistance vitale : nous voyons, chaque jour, des diabétiques, des goutteux, des graveleux, des hépatiques, retirer de la salle d'armes des bénéfices certains. Les efforts musculaires abdominaux qu'exige la manœuvre du tricycle produisent sur le ventre une sorte de massage automatique. Ce massage favorise le retrait et la résorption de la graisse épiploïque, décongestionne le foie, guérit les hémorrhoïdes, facilite la migration des calculs biliaires...

Lorsque, pour une raison valable, l'exercice ne peut avoir lieu en plein air, on peut trouver, dans le billard, une sorte de gymnastique douce, développant, d'une manière simultanée et à peu près égale, toute la musculature de notre économie. Chez certains obèses et chez les diabétiques affaiblis, le billard, tout en chassant le *tædium vitæ* (action qui ressortit à l'hygiène et n'est point à dédaigner), permet un entraînement insensible, qui fraie la voie à des exercices ultérieurs plus énergiques. Enfin, les « ralentis de la nutrition » trouveront, dans l'hydrothérapie, les massages et les frictions, des agents passifs de combustion organique, qui faciliteront étrangement la circulation et les échanges moléculaires nécessaires à l'équilibre normal de la santé. La dépense amenant le profit, n'est-ce point là, comme le dit Gellé, la pierre philosophale de l'économie?

On voit, par ce court résumé, l'immensité des ressources curatives que recèle l'action musculaire. Nous renvoyons les lecteurs soucieux de plus amples détails au petit livre que nous avons publié, l'année dernière, sous le titre de *la Santé par l'exercice*[1]. Mais pour en finir avec cette question, nous recommanderons à tous nos lecteurs l'*inspiration profonde active* (méthode Ciccolini). L'amplitude thoracique est la conséquence de cette gymnastique pulmonaire, qui dilate les poumons, corsant ainsi le double courant, assimilateur et désassimilateur, qui s'y effectue à chaque mouvement du soufflet de la forge vitale. *Respirer amplement l'air le plus pur et le plus vif*

[1] O. Doin, éditeur. — Prix: 2 fr. 50.

possible, c'est, au premier chef, faire de l'exercice, puisque l'effet primordial de cet agent curatif s'exerce à la faveur d'une plus grande perfection dans l'hématose. Il est, d'ailleurs, incontestable que tout ce qui contribuera à élargir la cage thoracique effacera de l'humanité cet odieux type ventral, qui nous apparaît comme une des manifestations régressives les plus évidentes de notre fin de siècle. « *Bauch herein*, *Brust heraus*, » ne doit pas être le mot d'ordre seul de l'armée germanique : « Effacez ventres » est aussi le premier commandement de l'hygiène et l'*initium* de la sagesse thérapeutique.

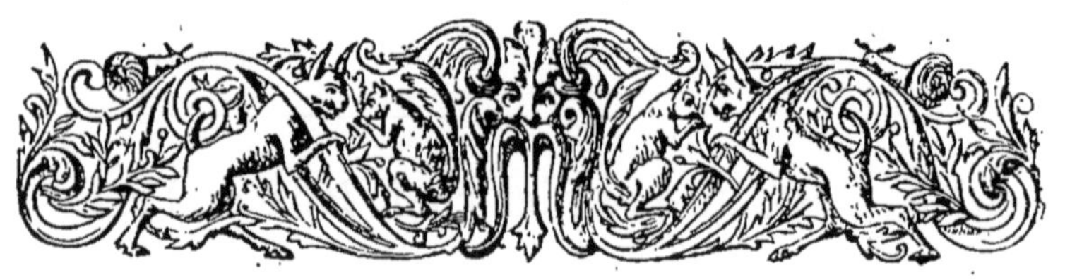

CHAPITRE XXVI

LES BAINS D'ÉTUVES

On distingue deux variétés principales de bains d'étuves : l'étuve sèche, constituée par un milieu d'air chaud ; l'étuve humide, constituée par de la vapeur aqueuse.

En visitant les thermes de Dioclétien et surtout ceux de Caracalla à Rome, on peut se faire une idée de la place immense qu'occupait la vie balnéaire dans la cité antique. Mais c'est à Pompéi, dont les thermes sont si remarquablement bien conservés, que l'on appréciera, surtout, le bain romain, et la perfection avec laquelle les anciens avaient installé leurs étuves humides. C'est le bain romain qui reparaît, plus tard, chez les Turcs et les Maures, sous le nom oriental de *Hammam*.

La civilisation arabe fait du bain de vapeur un agent de délassement et de volupté. Mais les anciens Romains reconnaissaient en lui des qualités spoliatives, sudorifiques et dépuratives : ils n'hésitaient pas à le prescrire médicalement aux rhumatisants, aux hydropiques, aux sujets atteints de fièvres rebelles et d'empoisonnement du sang. Les affusions froides étaient déjà la règle, à la suite du bain de vapeur; mais, tout en reconnaissant qu'elles sont très agréables, Galien les déconseillait aux sujets prédisposés à la syncope et à tous ceux dont le système vasculaire était suspect. A ces mêmes sujets, Pline l'Ancien déclarait que le bain de vapeur était, par lui-même, nuisible. L'art médical moderne n'a rien changé à ces idées de nos illustres ancêtres.

En échauffant le corps, tour à tour refroidi par la douche en pluie, puis réchauffé encore par le retour à l'étuve, les frictions et le massage, — le bain romain est un révulsif, qui excite puissamment la vitalité générale, remonte l'organisme, renouvelle les membres (*membra novat*, dit le poète) en détruisant la courbature de fatigue, qu'il remplace par un sentiment accentué de bien-être indéfinissable, de force et de souplesse.

Il y a une différence physiologique capitale entre le bain d'étuves sèches et le bain de vapeur proprement dit. L'étuve humide ne détermine guère une déperdition de poids appréciable, tandis que le bain turc, ou bain d'air sec, fait notablement maigrir. Les expériences comparatives de Flemming sur lui-même prouvent ainsi que l'étuve sèche élimine de l'économie, pendant un temps relativement court, une quantité de matériaux organiques considérable.

On peut supporter, durant quelques minutes, une chaleur sèche voisine de 100 degrés. A la fin du siècle dernier, une expérience de ce genre fit courir tout Paris. La jeune servante d'un boulanger séjournait douze minutes dans un four chauffé à 128° centigrades, température de la cuisson du pain. Le fait, contrôlé par les docteurs Duhamel et Tillet, se trouve relaté dans les Mémoires de l'Académie royale. Il s'explique aisément par l'exhalation cutanée liquide et le froid périphérique que produit l'évaporation d'une grande quantité de sueur. Le calorique, incessamment soustrait à la peau devient *latent*, comme disent les physiciens, et empêche l'intérieur du corps de se mettre en équilibre avec le milieu ambiant, ce qui causerait rapidement la mort.

Si l'on observe un sujet plongé dans l'étuve sèche, on voit que la tension des artères augmente, que le cœur bat précipitamment, que tout le système vasculaire se dilate ; la peau rougit, la face devient vultueuse, les yeux sont congestionnés ; la température générale du corps s'élève de deux degrés. De la surface cutanée s'écoule une abondante sueur, sorte de lessive de la peau et du sang, dont on conçoit la réelle portée pour l'élimination des virus de l'organisme (traitement arabe de la syphilis). Le bain turc est stimulant, lorsque, toutefois, sa durée n'est pas exagérée : il est absolument contre-indiqué lorsqu'il y a lésion du cœur ou faiblesse du système vasculaire. Le sujet a très soif, pendant le bain d'étuves sèches : il est bon de lui faire avaler, toutes les cinq minutes, un quart de verre d'eau fraîche. La durée du bain turc ne doit jamais excéder vingt minutes.

Le bain de vapeur d'eau, si usité contre le

rhumatisme chronique, les névralgies, certaines paralysies, etc., est beaucoup plus difficile à supporter que l'étuve sèche. Quand l'air est saturé de vapeur, la sueur ne peut, en effet, s'évaporer : le sujet est alors souvent en proie à l'angoisse respiratoire et à la tendance syncopale. C'est pour cela que l'on donne habituellement le bain de vapeur dans une étuve limitée, où la tête demeure à l'air libre, — l'action du courant de chaleur humide (à 45 degrés, d'ordinaire, pendant une demi-heure) se bornant à la surface de la peau du tronc et des membres. On supporte mieux un bain d'étuve sèche à 75° que l'étuve humide à 50° : de même, la chaleur humide de Madagascar est plus pénible que les températures sèches les plus élevées du désert. Cela nous explique pourquoi les bains de vapeur d'eau constituent une médication plus perturbatrice que le bain turc : si ce dernier peut, à la rigueur, être revendiqué par l'hygiène, l'étuve humide fait partie intégrante de l'arsenal médicamenteux. On peut, d'ailleurs, rendre plus curatif et plus efficace le bain de vapeur, à l'aide de copeaux résineux.

La grande application des bains de vapeur sèche ou humide est contre les affections d'essence arthritique. Les étuves sèches réussissent ainsi contre l'obésité, la prédisposition aux refroidissements et aux affections catarrhales. Mais il faut en user prudemment et à dose tempérée, sous peine de rendre les téguments plus vulnérables encore aux influences météoriques. Le bain de vapeur est nuisible dans l'engorgement veineux abdominal, les congestions du foie et de la rate. Si le sujet est rhumatisant *éréthique*, c'est-à-dire prédisposé à la congestion céphalique, on lui conseillera, préférablement, le bain turc ; mais on lui évitera l'action brutale de la douche froide consécutive, — ainsi, du reste, qu'aux emphysémateux, aux cardiaques et à certains obèses dont le système vasculaire est fragile et en mauvais état.

Nul doute que les étuves ne placent l'organisme dans une position anormale et déséquilibrée : ce sont armes à deux tranchants, qui veulent être maniées habilement et qui ressortissent, pour cette raison, davantage à la thérapeutique qu'à l'hygiène. Nous parlons, du moins, pour nos climats. Chez les Romains, les Arabes, les Turcs, le fonctionnement de la peau et l'excitation de la circulation périphérique ne pouvaient guère s'obtenir autrement que par les étuves. Mais, chez ces peuples même, l'abus de ce mode balnéaire causait l'énervement et la débilitation, diminuait les forces, relâchait et irritait la peau, — le bain turc surtout. L'anémie et le nervosisme, apanages des Orientaux, sortent fréquemment des étuves sèches. En Russie, on déplore assez souvent des accidents sérieux dans les étuves humides. On comprend tout cela, lorsqu'on sait l'énergique pouvoir de perturbation qu'elles exercent sur tout l'organisme.

On sait qu'en dehors des bains d'étuves artificielles, la médecine préconise aussi les étuves naturelles des sources minérales hyperthermales. Les étuves naturelles agissent beaucoup comme *inhalations;* car la vapeur d'eau minérale, toujours médicamenteuse, n'est nullement comparable à la vapeur d'eau ordinaire. C'est ainsi que les thermes de Néron (que les voyageurs admirent encore aujourd'hui, à Baïes, dans le golfe de Naples) sont alimentés par des vapeurs d'eau sulfurée et chlorurée sodique et magnésienne. C'est ainsi qu'à Plombières, dont les étuves sont, à coup sûr, les plus remarquables de notre pays, la vapeur d'eau est également rendue médicamenteuse par les petites quantités d'arsenic, de silice et de soude qu'elle renferme. On conçoit qu'il y ait là autre chose que la simple action de la vapeur chaude ; et c'est souvent par l'inhalation pulmonaire — comme nous le disions — que les étuves naturelles semblent, en effet, agir sur l'organisme des malades.

CHAPITRE XXVII

LA MÉDICATION PAR LE LAIT

Le lait est l'aliment médicamenteux par excellence, renfermant tous les éléments constitutifs du sang et des tissus organiques. Cette analogie du lait avec le sang (A. Paré disait *que ce n'était que sang blanchi*) a fait proposer par divers auteurs la transfusion du lait dans les veines. L'opération n'est pas entrée, à la vérité, dans la pratique ; mais les expériences de W. Pepper, de Philadelphie ; et de Mac-Donnell, de Dublin, ont démontré, en tous cas, son innocuité parfaite[1].

[1] On peut aussi comparer le lait à de la viande liquide, dont le beurre représente le gras et le fromage la chair musculaire : « *Lac est cibus exactè confectus.* » GALIEN.

Ingéré dans l'estomac, le lait de bonne qualité agit, à la fois, comme un nutriment réparateur complet, comme un dissolvant tempérant et sédatif, comme un puissant éliminateur. Le lait cru est plus digestif et plus léger, tout en étant plus nourrissant que le lait cuit : mais, pour le faire entrer, à cet état naturel, dans le régime (surtout chez les malades), il importe qu'il soit consommé au sortir du pis de l'animal, et que ses qualités originelles le placent à l'abri de toute suspicion. Nous avons délimité exactement ce point de doctrine hygiénique, dans notre ouvrage l'*Hygiène de l'Estomac*. Si les laits concentrés, condensés, stérilisés, etc., se conservent indéfiniment, c'est que ce sont des laits *morts*, incapables de transmettre, par conséquent, les propriétés animées et vivantes du vrai lait. Toute opération *conservatrice*, chimique ou physique, a pour but louable d'annihiler les micro-organismes du lait : malheureusement, en détruisant certains microbes réputés dangereux, elle détruit aussi divers ferments utiles et eupeptiques. Ne serait-ce qu'en confisquant l'agréable saveur du liquide, elle diminuerait déjà, par ce fait même, la digestibilité, qui fait le mérite et la gloire de ce chyle végétal si précieux...

Le régime lacté remplit de nombreux rôles en médecine. C'est, d'abord, un *décongestif*. Les spasmes vasculaires, les obstructions viscérales du foie, des reins, de la rate et du système veineux abdominal, se résolvent ordinairement, sous sa bienfaisante influence. Les actions valvulaires du cœur deviennent aussi plus régulières, et le calme revient, dans la circulation détraquée. Tous les jours, la diète lactée nous rend ainsi les plus grands services contre la dégénérescence du cœur chez les obèses : le lait agit, alors, comme un diurétique désassimilateur et modificateur de la nutrition. Nous l'additionnons souvent, dans ces cas, d'un ou deux grammes de benzoate de soude par litre ou de trente centigrammes d'iodure d'ammonium.

Chez les rhumatisants aigus, le lait enraye l'anémie et la défibrination du sang et favorise la tolérance des salicylates. Dans les maladies aiguës, en général, et dans toutes les fièvres graves, il constitue, du reste, la plus merveilleuse des tisanes alimentaires. *Certe divini aliquid in lacte latet !* (Wepfer.)

Bien des personnes se figurent le lait impuissant à entretenir la vie. C'est faux : si nous n'avions à compter avec le dégoût, nous verrions des malades subsister plusieurs années avec son seul secours.

Il est également controuvé que le lait débilite : il reconstitue, au contraire, lorsque son emploi est, toutefois, bien indiqué et que le malade ne se livre point à un violent labeur musculaire. Ce qui nous prouve cette action reconstituante, c'est le triomphe du régime lacté absolu, dans les affections scorbutiques, si profondément cachectisantes ; dans l'albuminurie, où il est parfois curatif, souvent palliatif et toujours préventif de l'urémie et de l'éclampsie menaçantes. Il va sans dire que, dans ces graves affections, plus vite on a recours au lait, plus on a de chances de réussir.

La diète lactée est encore utile dans les cystites aiguës douloureuses, dans les opiniâtres catarrhes de la vessie, dans les calculs récidivants du foie et des reins, la jaunisse, les hémorroïdes, les épanchements pleurétiques et articulaires, et dans toutes les hydropisies, qu'elles viennent des reins, du foie, du cœur ou simplement de l'action du froid.

Nous avons aussi obtenu des résultats inespérés par l'emploi du lait dans la goutte (le petit-lait est, quelquefois, meilleur), dans les arthrites déformantes et certaines affections chroniques de la peau, réfractaires à tout traitement (*herpétisme invétéré*) ; enfin, dans les névroses graves et rebelles, aggravées ordinairement par le régime carné.

Additionné de sel gris, le lait de chèvre, ou mieux la crème de lait de vache, sont très utiles chez les phtisiques qui digèrent bien : la toux s'apaise et la purulence des crachats disparaît par cette méthode. En Russie, on traite les poitrinaires par le lard salé, bouilli dans du lait, et l'on alterne cette tisane avec l'usage du koumys ou du kéfir. Si l'on pense, au surplus, qu'un litre de lait de vache renferme (Marchand) près de trois grammes et demi de phosphate de chaux assimilable (sans parler de traces importantes de phosphates de fer, de potasse et de magnésie), on comprendra fort bien cette action *antiphtisique*. Chez les enfants maigres et affaiblis, qui ne peuvent tolérer l'huile de foie de morue, nous conseillons, assez souvent, la crème fraîche de lait, additionnée de sucre, de vieux rhum et de vanille : c'est un succédané exquis de l'huile et un fort bon aliment respiratoire.

Lorsqu'il s'agit, au contraire, de traiter un albuminurique, un dyspeptique, un malade obèse, atteint de coliques hépatiques ou néphrétiques, le lait écrémé est à préférer : il se digère, en effet, plus vite et pousse davantage aux urines. Le pouvoir *diurétique* du lait semble, d'ailleurs, dévolu à la *lactos*e, ou sucre de lait. C'est la lactose qui rend le lait contraire au régime du diabète; mais on sait que nous conseillons vivement, aux diabétiques, le beurre, la crème et le fromage frais.

Parmi les affections de l'estomac, c'est surtout dans l'*ulcère rond* que le régime lacté rend des services, parce que, séjournant peu dans l'estomac, il est plutôt une occasion de repos, pour cet organe, qui le digère sans fatigue, en laissant fort peu de résidus. La diète lactée est ordinairement mal tolérée dans les formes de dyspepsies tendant à la dilatation gastrique :

nous préférons alors le *thé de bœuf*, un maître aliment, lui aussi, que les médecins nos compatriotes négligent peut-être trop de prescrire. Lorsqu'il existe du catarrhe de l'estomac, tapissant l'organe d'un vernis de mucosités, le lait est également fort mal digéré : c'est ce qui arrive notamment chez les alcooliques.

Comme il est, presque en totalité, absorbé par les chylifères, le lait doit, naturellement, constiper : s'il dérange, ce ne peut être que *par indigestion*. On le prescrit, alors, additionné de pepsine. C'est ainsi que le lait devient l'infaillible remède des diarrhées chroniques, créées ou entretenues par une alimentation irrationnelle. Même dans les dysenteries infectieuses intertropicales, la diète lactée, prescrite avec les précautions et transitions indispensables, réalise de véritables miracles. L'important est de donner toujours *par très petites quantités*, et à intervalles rigoureusement égaux, l'émulsion végéto-animale. En second lieu, il faut opérer, avec de savants ménagements, le passage du régime normal au régime lacté absolu, et vice versa.

Les aliments de transition sont : les panades

et pâtes au lait, les sauces blanches, l'œuf sous toutes ses formes, le fromage et le beurre frais, le gruau, l'orge, le tapioca, les pommes de terre, carottes, lentilles, potiron, navets, raves, riz, raisin, miel et bière. En marchant vers la diète lactée ou en sortant de celle-ci, il faut que le malade s'abstienne entièrement de viandes : ce n'est que par le régime végétarien ci-dessus qu'il arrivera, sans péril, à tolérer le lait comme aliment unique; ou, s'il sort d'en prendre, à revenir aux viandes blanches, d'abord (poulet, veau, cervelle), puis aux viandes rouges finalement.

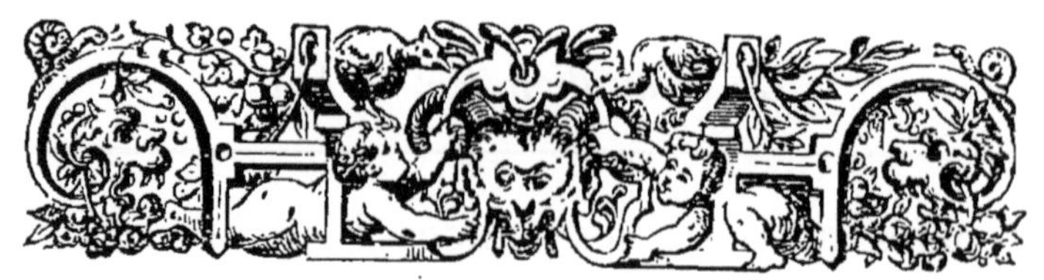

CHAPITRE XXVIII

LE SOMMEIL ET L'INSOMNIE. — HYGIÈNE DE LA NUIT

CHACUN connaît le rôle joué par le soleil sur les êtres animés. De même que les plantes vertes mises dans une cave s'étiolent et blanchissent, ainsi les sujets qui vivent la nuit voient, peu à peu, leurs téguments se décolorer, leur sang s'appauvrir : car l'action de la lumière sur la constitution de notre *chair coulante* et sur le maintien de la chaleur animale est l'une de ces actions vitales auxquelles il est impossible de se soustraire sans danger : « La fleur humaine est celle qui a le plus soif de soleil, » a dit le poète allemand. C'est même à cette muette attraction de tout corps vivant vers la lumière que notre savant collègue Camille Flammarion attribue le fait bien connu, mais bizarre, du développement vers l'ouest de toutes les grandes cités.

Si le jour, dans nos climats, doit être réservé tout entier à la vie active, l'hygiène nous conseille de ne point faire de la nuit le jour. La nuit invite, par son silence relatif, au repos et au calme. Mais il faut convenir aussi que l'obscurité silencieuse et la solitude pensive exaltent, à ce moment, les instincts, au détriment des facultés, plus nobles, de l'intelligence. L'heure du sommeil est aussi l'heure des crimes et plus fréquemment (par bonheur) celle de l'amour ; elle est aussi l'heure de la peur, du jeu, etc.

Ce n'est point parce qu'il fait nuit que nous devons nous maintenir dans une atmosphère impure, surchauffée, trop lumineuse. Remarquons que, dans les grandes villes, l'air de la nuit est toujours plus sain et plus pur que celui du jour : l'abaissement thermique y condense le principe oxygéné vital, qui n'est plus vicié par les résidus microbiens de combustions exagérées. Toutefois, si l'usage du noctambulisme est bon, son abus est fort dangereux. La radiation atmosphérique rend l'air de la nuit humide et froid : le système nerveux s'en offense à la longue, et la santé générale se trouble. Chez les viveurs de nuit, nous constatons ainsi la fréquence des névralgies, des névroses, de la cécité, de l'ataxie locomotrice, etc. A la campagne, l'air du soir est encore plus nuisible : le brouillard nocturne, lorsqu'il est chargé d'effluves maremmatiques, devient un véritable poison. Les personnes qui sortent la nuit sont ainsi exposées à contracter des fièvres intermittentes ; le refroidissement joue, du reste, un rôle indéniable, dans les maladies même nettement infectieuses.

La statistique nous déclare que le *minimum* des décès, dans notre planète, a lieu de six heures du soir à minuit. Au contraire, le chiffre des naissances est bien plus considérable la nuit que le jour : il est probable que le travail de l'accouchement est facilité par le *decubitus* et par la chaleur du lit, qui excitent, dans toutes les fibres musculaires de la vie organique, une certaine activité fonctionnelle, pendant qu'inutiles et incontractés, se reposent les muscles détendus de la vie de relation. La chaleur du lit, et probablement aussi l'air confiné de la chambre à coucher, exaspèrent également les souffrances de la goutte, de la syphilis, du rhumatisme, les démangeaisons des herpétiques et les sensations désagréablement variées des névropathes, qui se nomment aujourd'hui *légion !*

Nous ne voulons pas nous occuper ici longuement de l'hygiène du lit « ce vêtement du malade et de l'homme endormi ». Personne n'ignore les dangers du lit de plume et les soins à donner aux matelas. Le traversin et l'oreiller doivent être en crin, et placés dans une situation peu élevée, sauf lorsque le sujet respire mal. Si les enfants, au lit, ont besoin de beaucoup de chaleur, les adultes bien portants feront bien de rejeter l'édredon et les couvertures trop chaudes ou trop peu perméables; nous conseillons, ordinairement, les couvertures en laine très légère, qui laissent évaporer les produits de la perspiration cutanée, tout en maintenant à la peau une chaleur uniforme et douce.

Les draps de coton sont faits pour ceux dont la peau fonctionne mal ; ceux en toile de lin sont seuls supportables pour les sujets irritables et sensibles. Il est bon généralement de posséder dans son armoire les deux tissus, et de réserver le coton pour la saison humide et froide. La chemise de nuit, fréquemment changée, sera en toile fine et pourvue d'un col et de manches très larges, afin de ne mettre aucune entrave à la circulation du sang, et de ne point provoquer les congestions ; de favoriser, en un mot, l'équilibre des fonctions du cœur, du cerveau et de l'estomac. Pour la même raison, l'hygiène rejette les serre-têtes et bonnets de coton. A l'exemple du regretté Fonssagrives, nous désirerions enfin voir le hamac, ce lit à la fois économique, propre et salubre, devenir le lit militaire, comme il est déjà le lit nautique. Cette réforme serait capable de rendre les plus utiles services à l'hygiène si importante du soldat.

Le matelas est, bien certainement, la plus importante portion du lit. Il est ordinairement confectionné avec de la laine mélangée de crin, dans les proportions de cinq sixièmes de laine et un sixième de crin.

L'hygiène proscrit absolument le lit de plume : la plume, en effet, conserve avec une étrange ténacité tous les germes morbides, et son action calorifique est capable d'efféminer les sujets les plus robustes.

Le matelas de crin et laine bien fait, assez dur, sans chaleur et sans onctuosité, est le meilleur, même pour les malades les plus délicats : c'est, d'ailleurs, celui qui s'infecte le moins. Toutefois, dans les hôpitaux, tant que l'Assistance publique ne sera pas assez riche pour approvisionner ses services de matelas à air (qui sont l'idéal de l'hygiéniste), il sera bon de brûler, sans hésitation, tous les matériaux de literie suspects : c'est un procédé un peu radical, mais c'est le seul sûr dans certains cas. On peut sacrifier quelques kilogrammes de crin pour sauver des vies humaines.

Les matelas, comme l'a écrit excellemment Mérat, demandent pour la santé un entretien presque continuel, réclamé aussi par l'économie. Tous les matins, on doit les battre à la baguette et les exposer, au moins une heure, au contact de l'air. Deux fois par an, il faudra procéder à leur *recardage*. La toile sera lessivée et son contenu en partie renouvelé, en partie purifié par le battage et les opérations spéciales de l'industrie matelassière. Les matelas de varech, de crin végétal, de zostère, s'infectant assez complètement, doivent être détruits tous les six ou huit mois : ils constituent, d'ailleurs, une couchette fraîche moelleuse et très hygiénique, que l'on peut conseiller avec avantage aux jeunes sujets, jusqu'à ce que l'éveil de la puberté exige un matelas plus dur et plus élastique.

Avant tout, l'individu soucieux de sa santé doit fuir comme la peste l'air stagnant et corrompu, et, en conséquence, supprimer inexorablement les alcôves et les rideaux. Il choisira, pour chambre à coucher, la pièce la plus saine, la plus spacieuse, la mieux ensoleillée d'un appartement. Nous passons dans cette chambre plus du tiers de notre vie, et non le tiers le plus désagréable... Efforçons-nous donc, par le moyen d'un air pur, *pabulum*

vitæ, de porter à son *maximum* le taux de notre nutrition et d'exalter ainsi le bon fonctionnement de la vie végétative. Si la coqueluche, l'asthme, le faux croup, etc., éclatent surtout la nuit, c'est à la faveur de l'acide carbonique, répandu, avec les déchets respiratoires, dans cet « égout aérien » qui constitue la moitié des chambres à coucher modernes! Rappelons-nous, au surplus, la formule aussi complète que brève, de l'hygiéniste Londe : « Dans la chambre du sommeil, point de feu, point de lampe, point d'animaux, point de fleurs. »

L'importance d'une bonne hygiène de la nuit est tellement grande au point de vue sanitaire, que nous devons suivre, à la lettre, tous ces préceptes concernant la chambre à coucher moderne. Au lieu de l'encombrer de tapis, de rideaux, et de bibelots inutiles, nous la désirons spacieuse, haute de plafond, inondée de lumière : l'air doit y circuler à profusion; les fenêtres y seront entr'ouvertes durant le jour, et le manteau de la cheminée constamment levé.

La respiration du sujet endormi doit se faire par le nez et non par la bouche, le nez étant spécialement destiné à modifier l'air avant son arrivée dans les bronches. Les dormeurs qui respirent par la bouche y gagnent le ronflement, la sécheresse de la gorge, l'haleine fétide au réveil.

La durée du sommeil de l'adulte doit être de sept à huit heures : si l'école de Salerne accordait moins (*nulli concedimus octo*), c'est qu'elle autorisait la sieste méridienne, indispensable dans les pays chauds. L'excès de sommeil diminue l'appétit, perd la force musculaire, appelle la graisse dans l'abdomen et l'inertie dans le cerveau : parfois, il provoque l'insomnie et les vertiges; toujours il augmente la mollesse et l'apathie physico-mentale, ralentit la circulation et facilite ainsi les dispositions congestives. Inversement, l'absence du sommeil fatigue le système musculaire, appauvrit le sang et ébranle la santé générale en irritant singulièrement le système nerveux, qui tient (chacun le sait) les rênes de l'organisme animal. Ne renaissons-nous pas, pour ainsi dire, chaque matin, par le fait du délicieux Morphée, charme et baume de l'existence ? Le sommeil humecte, disait le divin vieillard de Cos ; la veille dessèche et abrège la vie... De l'écheveau emmêlé de nos maux, le sommeil, dit Shakespeare, fait une pelote unie[1].

Pour bien dormir, il importe d'avoir des habitudes régulières : c'est absolument comme pour bien manger et pour une foule d'autres fonctions... Le nervosisme et la dyspépsie sont les deux grandes causes d'insomnie. Nous conseillons à ceux qui digèrent mal de sortir toujours en promenade (quel que soit le temps) immédiatement avant de se coucher. Ce simple expédient suffit, souvent, pour animer les fonctions de l'estomac paresseux, et permettre un sommeil profond et réparateur, qui accumule, pour ainsi dire, pendant la nuit, les forces curatives de la mauvaise digestion. Quant aux nerveux, ils devront renoncer au

[1] Le Dr LINN soutient qu'il y a un minimum de vitalité depuis 4 heures jusqu'à 6 heures du matin, période de la plus haute importance au point de vue de la surveillance à apporter aux maladies. la plupart des morts survenant entre ces heures. Il est possible qu'en tenant compte de ces faits on puisse sauver plus de malades, qui se trouvent précisément dépourvus de soins à ce moment.

thé et au café, éviter les discussions ou la tension cérébrale prolongée ; fuir les impressions morales trop vives ; faire, enfin, de l'hydrothérapie et un traitement antispasmodique.

Pour bien dormir, il faut laisser aller le système musculaire dans le relâchement le plus parfait ; bannir tout effort, s'isoler de toute excitation ; en un mot, *s'abandonner*. Les fausses positions, les compressions nerveuses, etc., provoquent des cauchemars, des réveils brusques, avec sensations de chute ou de douleur. Le *decubitus* sur le flanc droit est le plus naturel ; le coucher dorsal irritant la moelle épinière, le coucher ventral gênant la respiration, et le coucher latéral gauche comprimant le cœur et les gros vaisseaux... Pour bien dormir, on a conseillé encore d'avoir la tête au nord et les pieds au midi ; de promener derrière la nuque une serviette mouillée ; de se livrer à un battement répété des paupières etc., etc... Ces moyens sont, en tout cas, inoffensifs. Il n'en est pas de même des narcotiques, souvent nuisibles lorsqu'ils sont administrés hors de propos. Le repos factice et engourdi qu'ils font naître tient davantage, à coup sûr, de la stupeur cérébrale, que du sommeil véritable.

Comme l'exprime, excellemment, Weir-Mitchell, le sommeil est indispensable, surtout pour la guérison des psychoses, dont la pathogénie est dominée presque toujours par la fatigue et l'insomnie. C'est surtout pour les nerveux que le sommeil est le roi des élixirs toniques.

Les pléthoriques et les congestifs doivent s'efforcer de dormir la tête haute; les anémiques et les nerveux la tête basse. Un bain de pieds chaud, pris avant le dîner, et un verre de bière en se couchant, sont des moyens très simples, et qui nous ont permis de procurer le sommeil à un grand nombre de névropathes; chez les arthritiques et les migraineux, une compresse d'eau froide sur le front réussit ordinairement fort bien...

Les sujets atteints d'insomnie doivent se tenir en garde contre l'opium et la morphine, qui exigent des doses sans cesse croissantes et ne conviennent, du reste, qu'aux natures anémiques, à cause de leurs effets congestifs sur le cerveau. Les névropathes et les cardiaques se trouveront bien de l'emploi de la paraldéhyde; les alcooliques et les diabétiques, de l'hydrate d'amylène et du sulfonal. Lorsque le cœur fonctionne bien, l'emploi du chloral est sans danger. Chez les dyspeptiques, nous conseillons aussi le tannate de cannabine; chez les pléthoriques, le bromure de camphre ou le bromhydrate de quinine, très utiles également dans le diabète. Il va sans dire que tous ces médicaments, très actifs, ne sauraient être conseillés en dehors de l'ordonnance et de la surveillance du médecin.

Pour traiter l'insomnie, il faut faire une enquête médicale des plus méticuleuses, afin de remonter jusqu'à la cause réelle du mal et de la combattre. On trouve toujours, dans l'hygiène et dans la médecine du bon sens, les moyens d'y remédier, tandis que les narcotiques de l'arsenal pharmaceutique ouvrent la déplorable série des cercles vicieux et des échanges de mauvais procédés entre le médicament et la maladie : armes à deux tranchants qui, souvent à l'aventure, frappent tantôt le mal et tantôt le malade! Quant au sommeil physiologique profond et prolongé, il est surtout l'apanage des enfants et le royaume des pauvres d'esprit. Pausanias disait avec raison qu'on ne pouvait sacrifier à la fois à Morphée et aux Muses.

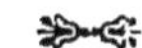

FORMULES CONTRE L'INSOMNIE

INSOMNIE SÉNILE (Dana).

℞ Extrait de fleurs de cannabis. VI gouttes.
Codéine . . . . 0 gr. 01
M. S. A.

(A prendre en se couchant.)

Donner aussi le sirop de chloroforme, l'hydrate de chloral en lavements, les gouttes de teinture de piscidia (quarante par jour).

INSOMNIE NERVEUSE (Fronmüller).

℞ Hydrate d'amylène. . . . . 7 grammes.
Eau distillée ou de menthe poivrée. . . . . 40 —
Sirop de groseille . . . . . 30 —
Essence de menthe poivrée . I goutte.
M. D. S. En prendre la moitié le soir.

℞ Tannate de cannabine . . . 1 gramme.
Sucre . . . . 2 —
P. F. pilules n° 4.

S. — A prendre une à deux pilules le soir avant de se coucher.

POTION HYPNOTIQUE (Yvon).

℞ Hydrate de chloral. . . . . 2 à 5 gr.
Bromure de sodium . . . . . 1 à 4 —

Sirop de codéine. . . . . . } 15 à 20 gr.
Sirop de laurier-cerise . . }
Eau . . . . 100 —
M. S. A.

Si alcoolisme, opium et chloral; si tendances congestives, bromures; si fièvre, antithermiques.

INSOMNIE DES HALLUCINÉS (Luys).

℞ Julep gommeux . . . . 160 gr.
Sirop de chloral . . . . . . 50 —
Ergotine . . . . 0 — 30
M.

Une cuiller à soupe toutes les heures.

ÉLIXIR A LA PARALDÉHYDE

℞ Sirop de menthe. . . . . . 60 grammes.
Eau de menthe . . . . . . 30 —
Alcool à 90° . . . . 48 —
Paraldéhyde. . . . . 10 —
Teinture de vanille. . . . . 2 —
M.

Cuiller à soupe d'heure en heure.

ÉLIXIR D'HYPNONE

℞ Hypnone. . . . . I goutte.
Alcool à 60°. . . . . . . } ââ 3 grammes.
Sirop de menthe. . . . . }
M. pour une dose.

FRICTIONS SOPORIFIQUES (Bouchut).

℞ Extrait de belladone. . . } ââ 5 grammes.
— d'opium. . . . . }
M.

Pour frictions sur les tempes et recouvrir de taffetas ciré.

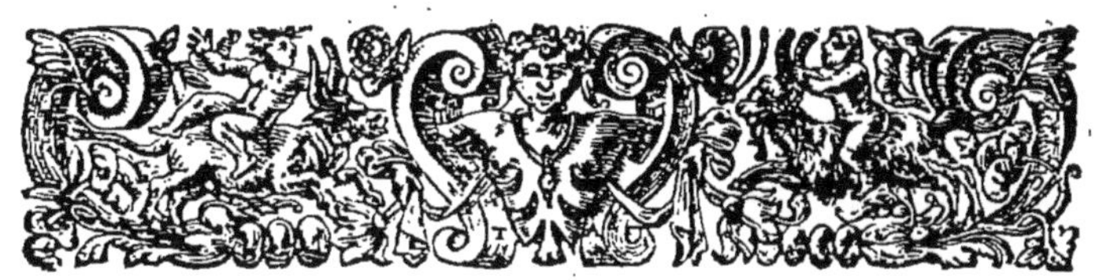

CHAPITRE XXIX

DE L'ÉPUISEMENT NERVEUX

DÉCRIT par les Anglais sous le nom de *faiblesse irritable*, et par le médecin américain Beard (1868) sous le vocable de *neurasthénie*, l'épuisement nerveux consiste dans un affaiblissement progressif de la force nerveuse. La race (américains, juifs, slaves) et l'hérédité (arthritisme, nervosisme) prédisposent, assurément, à cette maladie. Mais elle s'acquiert ou se développe surtout par le surmenage intellectuel et les abus du travail cérébral : c'est dans ce sens que Tissot affirmait que les longues méditations *épuisent comme le feraient des évacuations abondantes*.

Les excès vénériens et les fatigues sensorielles de toute nature jouent également un grand rôle dans l'affaiblissement de l'activité nerveuse; l'abus des plaisirs mondains, des spectacles, de la musique savante, des parfums capiteux, de la cuisine raffinée, mènent à l'épuisement nerveux tout sujet tant soit peu prédisposé. Viennent des émotions morales un peu plus vives, au milieu de la lutte vitale journalière si féconde en chagrins et en désillusions : et l'on voit, chez des individus bien portants jusqu'alors, la vitalité subir, soudainement, une sorte de retrait, et la nutrition moléculaire de l'appareil nerveux déchoir peu à peu, par un de ces phénomènes d'*inhibition* qui expliquent l'action du physique sur le moral, de tout temps entrevue par les philosophes.

Il faut faire aussi une large place, dans la genèse de l'épuisement nerveux, à tous ces stimulants à la mode, que nous décrirons, tout à l'heure, sous le nom de *poisons volontaires* : alcool, thé, café, morphine, cocaïne, éther, chloral, haschisch, etc., etc. Il est, enfin, une habitude, dont les auteurs compétents ne stigmatisent point, à notre gré, suffisamment, l'action débilitante sur le cerveau et sur la moelle. Nous voulons parler du *jeu*, cette funeste dystrophie morale, pavée de soucis et d'inquiétudes et bourrelée des plus cuisants remords. Le jeu, par ses émotions fébriles réitérées et par l'effort permanent, la tension continue qu'il sollicite du cerveau, le jeu est un monstre pathogène, capable de dévorer (plus vite et plus complètement que n'importe quelle passion), le système nerveux le plus solidement campé. Nous avons vu les plus belles activités nerveuses absorbées en quelques mois par ce vice hideux, pourvoyeur actif de la ruine, de la criminalité et de la folie...

Quels sont les sujets marqués d'avance pour l'épuisement nerveux ? On a signalé surtout les arthritiques : certains médecins dénomment même la neurasthénie, *névrose arthritique*. Les estomacs dilatés et atones, « les déséquilibrés du ventre » (comme les a très justement dénommés M. Trastour) semblent également prédisposés à devenir facilement neurasthéniques.

Les symptômes, offerts par cette catégorie de malades, sont infiniment variables, et nous croyons même qu'il est sinon impossible, du moins prématuré, d'en dresser un tableau scientifiquement exact. Ainsi, le Dr Levillain, qui vient de publier une étude des plus travaillées de la question, a voulu diviser, en symptômes saillants et en symptômes accessoires, l'Iliade des maux soufferts par les neurasthéniques. Il admet, en première ligne, comme un bon élève de M. Charcot, le mal de tête avec sensibilité extrême du cuir chevelu (*céphalalgie en casque* de l'éminent professeur de la Salpêtrière). Mais, combien de neurasthéniques qui n'ont jamais, une minute, souffert de la tête! La vérité est que la neurasthénie est un *protée*, l'épuisement nerveux pouvant affecter toutes les allures les plus diverses...

Le malade se présente, ordinairement, au médecin, porteur d'une notice manuscrite, plus ou moins longue, sur ses souffrances. Il accuse, comme antécédents, beaucoup de travail, beaucoup de *mauvais sang*, parfois, des excès d'ordres variés; le plus souvent, assez peu de respect pour l'hygiène du système nerveux. Il a souffert de mauvaises digestions, de constipation; il se plaint d'insomnies, entrecoupées souvent de rêves pénibles; d'amoindrissement viril; il dit avoir la tête fatiguée par le moindre travail intellectuel; il éprouve, surtout pendant la marche, des douleurs sourdes et quelquefois même lancinantes, dans les épaules et dans les reins. La force musculaire est, d'ailleurs, diminuée, presque autant que le sont la mémoire et la volonté. Le malade éprouve des sensations d'anéantissement et d'angoisse indéfinissables; des éblouissements et des vertiges, du froid aux extrémités : tous ces symptômes, rhumatoïdes et barométriques, s'exaspèrent habituellement par les changements atmosphériques et météoriques, et surtout par les orages...

La neurasthénie est d'une fréquence à peu près égale dans les deux sexes. Elle est compatible avec l'existence, qu'elle menace rarement, et qu'elle se contente d'empoisonner; il va sans dire, d'ailleurs, qu'un organisme, ainsi affaibli dans sa vitalité, se défend mal contre les maladies intercurrentes. Ces dernières ne se privent donc point d'arriver compliquer la situation : lâchement, elles assaillent une place livrée d'avance...

Difficile à guérir complètement, l'épuisement nerveux est susceptible de s'améliorer considérablement par le traitement et surtout par une hygiène appropriée que nous allons développer dans le chapitre suivant.

L'espoir ne se prend pas en pilules, ni la confiance en potion : toutefois, un médecin instruit, lorsqu'il est doublé, surtout, d'un homme de cœur, possède l'autorité suffisante, pour inoculer à son client ces deux vertus, si indispensables à la cure. Ensuite, il faut se méfier des remèdes narcotiques ou sédatifs; traiter la diathèse arthritique; relever le dynamisme vital par des toniques et surtout par l'arséniate de fer et la strychnine. L'air pur et les excursions dans de riants climats sont très utiles : on choisit pour cela deux mois d'été et l'on conseille les stations d'altitude de 1,000 à 1,200 mètres, en prescrivant un exercice journalier sagement dosé et graduellement réglé d'après les circonstances inhérentes à la maladie et spéciales au malade, qu'il faut avoir étudiées à fond.

Le massage et les frictions sèches sont encore d'utiles adjuvants du traitement. Les pratiques hydrothérapiques, indispensables, consisteront dans le drap mouillé, le bain tiède prolongé, la douche en pluie : deux fois, nous avons prescrit, avec succès, la douche écossaise, consistant (comme chacun sait) en une longue douche chaude, suivie de très courte douche froide. Enfin, les succès les plus complets et les plus durables ressortissent à l'*électricité statique*, dont l'action, dans la neurasthénie, paraît, la plupart du temps, héroïque. Ajoutons, pour être complet, que, dans certaines formes, graves et anciennes, de l'épuisement nerveux, on doit appliquer, dans toute sa rigueur, la méthode sévère préconisée par Weir-Mitchell : isolement absolu, repos au lit prolongé et suralimentation spéciale.

CHAPITRE XXX

L'HYGIÈNE DES NERVEUX

Le rôle des médicaments dans le traitement de la plupart des états nerveux tend, chaque jour, à s'effacer et à s'affaiblir davantage, pour faire place aux remèdes naturels de l'hygiène, de la diététique et des agents physiques. C'est là une vérité que nous nous sommes efforcé de mettre en pleine lumière à toutes les pages, pour ainsi dire, de notre volume *Misères nerveuses*[1].

La défaillance de la fonction nerveuse, assez facile à comprendre dans des races épuisées comme le sont nos races latines, est bien plus

[1] Paul Ollendorff, éditeur.

sinistrement grave chez les Russes, par exemple, dont l'évolution historique en est encore à son aurore. Chez nous, l'anémie sert de prétexte et comme de support au nervosisme; chez les Russes (et aussi chez les Américains) il préexiste une sorte de débilité irritable de la cellule nerveuse, qu'il est bien plus malaisé de modifier et de guérir.

C'est au berceau qu'il faut prendre l'enfant nerveux; c'est dès l'enfance qu'il faut soustraire le sujet prédisposé par la toute-puissance, de l'hérédité, aux commotions mentales de tout genre; c'est de bonne heure qu'il faut tonifier par l'air, la lumière, le climat, le régime antispasmodique, le calme passionnel et la culture somatique régulière, les individus affligés du tempérament nerveux, et stigmatisés, pour ainsi dire, par la dégénérescence mentale.

Les travaux d'Axenfeld et de Grasset ont élucidé les rapports qui existent entre le vice névropathique et l'*arthritisme*, tel que nous l'avons décrit ici maintes fois. Ces communications et cette parenté nous expliquent pourquoi certaines hystéries *n'aiment pas l'eau*

19.

froide, pourquoi aussi les épileptiques, en général, se trouvent si bien du régime lacto-végétarien, alors que le régime carné augmente leurs accès. Marmontel ne déclare-t-il pas que la diète lactée rend l'âme calme et paisible, étrangère à toute discorde ? Il est bien certain que la viande de bœuf est un excitant cérébral dangereux, pour des sujets dont chaque cellule nerveuse est sans trêve en vibration. Même chez les déments anémiques, les viandes fortes doivent donc être administrées avec ménagement : on leur préférera le mouton, le veau, le poulet, et surtout le poisson. Quant au bouillon, il est parfois utile pour le réveil de l'appétence : plusieurs auteurs russes lui préfèrent, toutefois, le sang défibriné, qui est un nutriment plus assimilable et moins excitant pour le système nerveux.

Les gens nerveux doivent manger peu à la fois et répartir, en quatre ou cinq repas, leur nourriture journalière. Les œufs et surtout le lait, cette merveilleuse émulsion végétale, régulariseront le mieux la circulation et la nutrition, en facilitant les oxydations organiques.

Les œufs, le lait, les poissons et les viandes blanches (volaille et gibier à plume), formeront, en somme, la base du régime analeptique et léger, doux et fortifiant, modéré et substantiel, qui convient à ces malades. On y ajoutera du pain bien cuit, des végétaux amers, des lentilles, des bouillies de céréales, de beaux fruits et surtout du raisin, connu, dès l'antiquité, comme un puissant moyen de faire renaître la bonne humeur chez les mélancoliques.

Il ne faut pas, toutefois, proscrire de l'alimentation les condiments, surtout les aromatiques, qui jouent le rôle, souvent heureux, de stimulants diffusibles. Ils rompent, d'ailleurs, la monotonie du régime et développent l'appétit défaillant, primordiale condition du relèvement nutritif *totius substantiæ.* Parmi les boissons, l'eau pure et le lait froid, ou la bière coupée d'eau, sont les meilleures ; en petites quantités et en infusions légères, le thé, le café et le cacao sont plus utiles que nuisibles. Nous n'en dirons pas autant du tabac, dont l'usage, même modéré, exaspère la plupart des psycho-névroses : vous pouvez, d'ailleurs, remarquer que la plupart des nerveux que vous connaissez renoncent spontanément à l'usage du baume délicieux de l'existence moderne, justement défini par Balzac « le remède de cette maladie de la civilisation qui s'appelle l'ennui ». L'alcool et les liqueurs sont ordinairement contre-indiqués chez les nerveux : lorsque l'usage de ces puissants excitants se trouve nécessité par une débilité profonde, on aura recours aux vins naturels et généreux du Bordelais et de la Bourgogne, quelquefois même au vin de Champagne, qui rend de grands services, en certaines maisons de santé, pour le traitement rationnel des vésanies.

Sauf quelques contre-indications dont nous parlions tout à l'heure, l'hydrothérapie est un puissant moyen d'éradication des germes de névroses. En modifiant les échanges organiques, la lance de la douche est comme *celle* d'Achille : tour à tour capable d'accélérer et de ralentir les transmutations nutritives, elle peut être stimulante ou sédative, reconstituante ou débilitante, suivant les modes, essentiellement variables, dont peuvent être maniées et combinées les pratiques hydrothérapiques.

C'est à la faveur d'une action perturbatrice, que l'usage externe de l'eau fait ainsi merveille, dans la plupart des affections du système nerveux, modifiées d'une façon durable et profonde par la douche.

Seulement, le névropathe devra, pendant de longs mois, persévérer dans le traitement et méditer ces vers de Grécourt, qui sont sa vraie devise :

« Le mal vient à pas de géant,
« Et s'enfuit à pas de tortue ! »

A côté de l'hydrothérapie, il faut placer le massage, restaurateur passif du muscle, puissant excitant de l'appétit, facteur mécanique de l'assimilation. Ses pratiques font circuler le sang et la lymphe, et exaltent l'activité intime des cellules vivantes, par la production d'une sorte de rayonnement électrique, qui tient à la fois de la friction et du magnétisme vital. Les manipulations ne dispensent pas, d'ailleurs, le sujet capable d'exercices actifs, de se livrer à la gymnastique, à l'équitation, à la natation, au billard et à la rame...

Nous parlions, tout à l'heure, d'électricité. Eh bien ! l'électricité proprement dite est l'un des agents les plus utiles contre les névropathies douloureuses. Les pratiques électro-statiques, notamment, doivent être employées : car si elles ne font pas de bien, elles ne font jamais de mal. Après avoir été particulièrement en honneur au dix-huitième siècle, les électrisations à la machine ont sombré dans les exagérations du charlatanisme, pour ressusciter, dans ces derniers temps, avec l'auréole scientifique, grâce surtout aux travaux d'Arthuis et de Weir-Mitchell.

Les sujets nerveux (ces âmes de gaze et de dentelle, comme les appelait Napoléon), doivent éviter l'*ennui* et se créer, si besoin est, une occupation matérielle ou intellectuelle capable de leur faire oublier leurs maux. Cet ouvrage s'intitulant « Hygiène des riches », c'est ici le cas de rappeler le mot de Rivarol : « Si la pauvreté fait gémir l'homme, il bâille dans l'opulence : quand la fortune nous exempte du travail, elle nous accable du temps. [1]» *Labor callum obducit dolori.*

[1] Voici comment Henri Taine, le célèbre philosophe, libelle une ordonnance contre l'ennui : « S'imposer par journées 2 ou 3 heures d'une occupation d'esprit, n'y jamais manquer, s'en

En observant tous ces préceptes, nous estimons que l'on peut très bien triompher du nervosisme. Certains sceptiques nous diront, avec Jaumes, que la guérison est la négation de la diathèse. Nous ne partageons pas cette opinion d'un illustre médecin. La diathèse, pour nous, n'est qu'un tempérament *morbide*, que l'hygiène peut modifier au même titre (et même plus aisément) qu'elle ne modifie les tempéraments *initiaux*, compatibles avec la santé. La manière de vivre ne joue-t-elle pas, dans toutes nos diathèses, le rôle d'incitation ?

faire un devoir, un point d'honneur. Peu à peu, on s'intéressera à la chose qu'on étudie, on fera par attrait ce que l'on faisait par effort. Ainsi on contracte un goût, on prend intérêt à quelque chose, on voit dans l'avenir un but. Tous les jours, on comble quelque lacune de ce que l'on sait, on y rêve dans les heures vides. La langueur spleenique s'en va, le cerveau redevient actif et fort. » (Lettre autographe.)

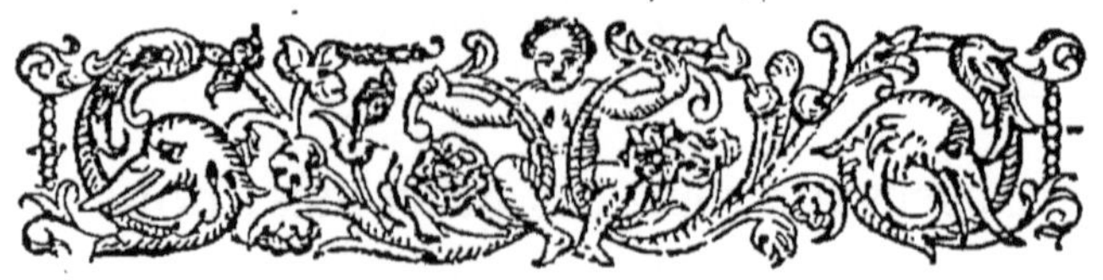

CHAPITRE XXXI

LES EMPOISONNEMENTS VOLONTAIRES

Tous les jours, notre attention se trouve éveillée par ces folies toxiques, qui semblent sévir épidémiquement sur l'élite intellectuelle et sociale. La morphine, la cocaïne, l'éther, l'alcool, le tabac : tels sont les principaux poisons actuellement en honneur dans nos sociétés civilisées. « La trinité de l'alcool, de la morphine et du tabac aura vite raison des sociétés rachetées par celle du Père, du Fils et du Saint-Esprit. » (Dumas fils.)

Dans le but d'accroître artificiellement une énergie nerveuse défaillante, et de se procurer les sensations inusitées d'un paradis artificiel, un certain nombre de morphinomanes arrivent à s'introduire des doses effrayantes d'opium, mille fois supérieures à celles que nous prescrivons, journellement, pour calmer la douleur et provoquer le sommeil. Le morphinomane est ainsi entraîné, peu à peu, dans une sorte d'existence factice, qui tue son libre arbitre et annihile sa volonté. En proie à une irritabilité constante, avec insomnie, cauchemars, rêvasseries tristes, le morphinomane présente, d'abord, une exagération boulimique de l'appétit, puis bientôt une sorte d'état paralytique de l'estomac et de l'intestin, avec constipation opiniâtre. La face se ride, le teint devient terreux et jaunâtre, l'œil terne et sans éclat : les dents et les cheveux tombent, les fonctions uro-génitales s'amoindrissent, le cœur subit la dégénérescence graisseuse, la vulnérabilité cutanée est extrême ; l'amaigrissement et le marasme organique sont à leur comble...

Les morphinomanes ne s'appartiennent plus; ils ont perdu toute énergie et toute volonté. On pourrait inscrire sur la mignonne seringue de Pravaz la devise dantesque :

> Per me, si va nella citta dolente,
> Per me, si va nell' eterno dolore!

Les malades ne peuvent guérir, si on les abandonne à eux-mêmes dans leur milieu habituel : *il faut les priver entièrement de la liberté*, et les interner, sans retard, dans une maison de santé, à la discrétion absolue d'un médecin instruit, capable d'appliquer, énergiquement, le traitement curatif, et surtout de se prononcer dans l'important dilemme de la suppression brusque ou de la diminution graduelle du poison.

Les sujets adonnés à la cocaïne sont, presque tous, des morphinomanes actifs ou honoraires. La cocaïne est un poison paralysant du cœur et perturbateur du système nerveux. Au point de vue intellectuel, la caractéristique se rapproche assez de ce fameux breuvage « qui fait révéler les secrets », dans certains romans et dans les drames populaires. La cocaïne amène, en effet, outre l'affaissement complet de la volonté, une irrésistible tendance au bavardage, à laquelle se joignent, bientôt, des visions hallucinatoires, des idées de jalousie et de persécution. Bien plus grave que le morphinisme et bien plus rapide dans ses effets destructeurs, le cocaïnisme se guérit aussi par la séquestration, les douches et l'usage interne des toniques du cœur, dont la digitale et la caféine sont les types les plus fidèles.

L'éther (que l'on boit surtout en Irlande), cause une ivresse fugace et de courte durée, qui permet de renouveler souvent ce que M. Kerr appelle « le drame de l'intoxication ». Peu à peu, l'éthéromane présente une idéation confuse, de l'ataxie musculaire, une sorte de manie hystériforme et exhilarante, suivie de stupeur et de prostration nerveuse. Les fonctions gastriques et circulatoires ne tardent pas longtemps à péricliter, sous l'influence de ce poison irritant, malgré sa rapide élimination par les poumons. (Il paraît que les wagons des chemins de fer irlandais sont constamment empestés par l'odeur des haleines des éthéromanes !)

L'abus du chloral produit des désordres assez analogues à ceux causés par l'éther, avec une action dépressive plus rapide sur les centres nerveux et une détérioration plus profonde de l'estomac et du globule sanguin.

L'excès des boissons fermentées ou spiritueuses entraîne une interminable série d'accidents morbides, que nous avons compendieusement décrits dans notre livre de l'*Alcoolisme*. Nous ne reviendrons pas sur tous les méfaits causés par cet instrument si perfectionné de dégénérescence et d'élimination que l'on nomme l'alcool, destructeur de toutes les résistances vitales, perturbateur de la nutrition, corrupteur du sang, assassin du cerveau et de l'intelligence... Nous voulons, seulement, insister ici sur cette forme, presque inconsciente, d'empoisonnement alcoolique, que l'on rencontre, assez couramment, dans la classe aisée de la société. Beaucoup de personnes arrivent, sans s'en douter, à dépasser tous les jours la ration inoffensive et normale de boissons alcooliques compatible avec la santé : un apéritif, un ou deux verres de liqueurs, une bouteille de bon vin aux repas, un ou deux verres de bière, répétés quotidiennement, finissent par accumuler, peu à peu, dans l'organisme, surtout chez les sujets *arthritiques* (comme on l'est ordinairement dans le tiers-état français), non seulement les prédispositions morbides, mais les lésions sournoises des tissus et organes les plus importants de l'économie.

« La vigne, dit Anacharsis, porte trois sortes de raisins : le plaisir, l'ivrognerie et le repentir. »

Tout d'abord, une vie active, une excellente hygiène alimentaire, joints à la bonne qualité relative des toxiques ingérés, empêchent l'alcoolisme d'affecter la forme brutale et tapageuse qu'il revêt chez l'ouvrier buveur de trois-six et de vin frelaté. Mais, peu à peu, on voit survenir divers troubles dans l'équilibre de la santé : une excitabilité insolite, de l'insomnie, du nervosisme, diverses sensations aiguës et douloureuses dans les membres, principalement aux mollets et à la plante des pieds, des rêves terrifiants, tous les deux ou trois jours, et une légère pituite matinale ouvrent, ordinairement, la scène morbide. A un degré plus avancé, surviennent des tremblements, des crampes, l'embarras de la parole, les mouches volantes dans les yeux et les spasmes des paupières. L'appétit devient irrégulier et l'estomac paresseux ; le foie et les viscères se congestionnent, les artères s'encroûtent et le cœur se détraque. C'est l'usure précoce, c'est la vieillesse prématurée, caractéristiques de l'empoisonnement par l'alcool :

> Vino forma perit, vino corrumpitur ætas,

chantait prophétiquement Tibulle.

Notre ami le docteur Armaingaud a surtout insisté sur cette forme latente de l'alcoolisme des riches ; c'est aux vins généreux et aux petits verres que notre confrère attribue, avec raison, les apoplexies de la cinquantaine, si communes dans les pays vinicoles, et notamment à Bordeaux. Quand ce n'est point par des attaques et des coups de sang, la prédilection du poison éthylique pour les tissus nerveux saura bien s'affirmer, chroniquement, par la décadence mentale, le ramollissement prématuré et la paralysie générale progressive.

Comme conclusion, méfions-nous, surtout après quarante ans, de l'abus des boissons distillées ou fermentées ; que les apéritifs et les liqueurs deviennent l'exception, la grande exception, dans notre régime, et non la règle de tous les jours. C'est là une condition indispensable à la bonne nutrition et à la conservation de la santé. Pour réparer le mal déjà produit, conseillons les grands lavements froids, l'hydrothérapie, l'usage, aux repas, de la bière coupée d'eau alcaline, et l'administration, avant chaque repas, d'un ou deux milligrammes d'arséniate de strychnine en granules.

C'est aussi chez les arthritiques que l'abus du tabac (surtout si l'on avale la fumée) est susceptible d'entretenir la migraine, les troubles gastriques, les palpitations, et de conduire même à l'angine de poitrine certains sujets prédisposés. Quant aux troubles de la moelle épinière et du cerveau, ils nous semblent plutôt engendrés par l'usage immodéré de cigares très parfumés, dont les essences *nicotianiques* possèdent une véritable action élective (assez analogue à celle de l'absinthe), sur les cellules nerveuses de l'organisme.

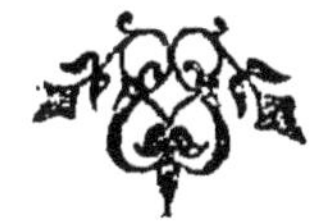

CHAPITRE XXXII

L'AGE ET LES MALADIES

Chaque période de la vie a ses formes spéciales de santé et ses maladies particulières. On ne saurait toutefois, introduire, dans la physiologie morbide des divers âges les classifications si tranchées de l'histoire naturelle. C'est surtout dans l'étude de notre fonctionnement organique que l'immortel adage linnéen : *Natura non facit saltus* nous apparaît brillant de lumineuse vérité.

Cela dit, esquissons, le plus brièvement possible, le tableau des principales maladies, envisagées suivant les âges.

Dès sa naissance, l'enfant (qui braille,

comme disait un ancien, pour présager ses malheurs), est prédisposé, de par la plaie ombilicale, à la phlébite, à l'érysipèle, à la purulence. Son tube digestif se détraque avec la plus extrême facilité. Un travail incessant le rend ainsi susceptible : car, petit Gargantua, l'enfant place dans son ventre toute sa philosophie. Comme corollaire, nous devons nous souvenir qu'il faut soigneusement régler l'alimentation du premier âge; *ne donner à l'enfant que du lait*, jusqu'à ce qu'il ait des dents; considérer, enfin, le lavement comme le puissant remède des indispositions infantiles...

Avec la première dentition, apparaissent, comme l'on sait, divers accidents sympathiques du côté de l'estomac et de l'intestin, des voies respiratoires et des centres nerveux ; ordinairement légers, ces accidents peuvent parfois revêtir un appareil aigu des plus graves.

Le lymphatisme est le tempérament habituel de l'enfance; exagéré, il produit la scrofule. C'est le lymphatisme qui nous explique la facilité des épanchements cérébraux, chez les enfants, et l'extrême vulnérabilité de leur peau, qui se gerce et s'irrite aisément; la prédilection des parasites pour l'enfance (vers, poux, teignes); la fragilité des membranes séreuses (méningites); enfin, la disposition aux tubercules bronchiques, cérébraux, mésentériques. La formation du système osseux peut être aussi troublée par un vice nutritif spécial : le rachitisme est alors créé.

L'enfant est extrêmement sensible au froid. Tout est aquilon pour lui. Il contracte aisément le coryza, la bronchite, la laryngite, et plus il est jeune, plus ces affections sont graves, à cause de l'étroitesse de la glotte et de l'asphyxie qui en est la conséquence possible.

Ainsi que chacun peut le remarquer, la première enfance est fort soumise aux accès fébriles; mais les fièvres contagieuses et notamment les fièvres éruptives, épargnent, d'habitude, les enfants à la mamelle. Il en est de même de la diphtérie et de la fièvre typhoïde, qui n'apparaissent qu'après le sevrage.

Evitons, chez les enfants, les excès de

viande, si nous voulons leur épargner toute la pathologie carnivore. Avec leur belle carnation, les enfants créophages ont la langue et l'haleine mauvaise, la digestion irrégulière ; ils souffrent de migraines précoces et d'accidents arthritiques. Revenez au végétarisme, et tous ces accidents cessent.

Avec la puberté et l'adolescence, on voit poindre une prépondérance graduelle du système sanguin et des centres nerveux. Le cœur prend une impulsion vive ; des crises salutaires jugent les maladies et infirmités de l'enfant. C'est la saison de la vie où éclatent les névroses graves : épilepsie, hystérie, chorée. Chez le jeune homme, les saignements de nez et les maux de tête congestifs ; chez les jeunes filles, la chlorose et l'anémie témoignent de la révolution génitale qui vient d'envahir l'organisme. La physionomie morbide de la *primavera della vita* peut se décrire d'un seul trait : tendance aux inflammations. Cette tendance s'explique par la pétulance circulatoire, qui crée, chez tout adolescent, une manière de tempérament sanguin artificiel.

De même que l'expectation s'impose dans les maladies aiguës de la jeunesse, l'action est de mise dans les chronicités morbides de l'âge mûr.

L'âge de virilité, qui est la période d'état du règne humain, se caractérise par la tendance à l'équilibration des fonctions et des organes. Le tube digestif, notamment, est plus robuste qu'à toute autre époque de la vie : et c'est apparemment pour cette raison que nous lui faisons accomplir, en jouant, les plus périlleuses acrobaties !

Les maladies de l'âge mûr revêtent fréquemment l'allure franchement aiguë, par suite de l'activité des vaisseaux et de l'énergie de la nutrition. C'est l'heure des affections respiratoires fébriles : fluxions de poitrine, pleurésies. C'est le moment que choisissent le rhumatisme et la goutte, pour dérouler leurs manifestations articulaires ou viscérales. C'est l'époque des eczémas, de l'acné, du psoriasis, des hémorroïdes, des affections du foie, du cœur et des gros vaisseaux. Alors éclosent, enfin, les productions morbides qu'une implacable hérédité a semées dans le sang. Alors, apparaissent dans les tissus tous ces produits d'oxydation inférieure, acide urique, glycose, cholestérine, acide oxalique, etc., qui sont comme les *fumerons* de la combustion physiologique (Frémont).

Au fur et à mesure que nous avançons en âge, les maladies accusent une tendance plus prononcée vers les formes chroniques. La phtisie, par exemple, ne prend l'allure galopante que chez les jeunes gens ; et l'évolution de cette maladie est, en thèse générale, d'autant plus lente, que le sujet est plus âgé. Avec l'âge critique, enfer des femmes, apparaissent les affections utérines plus ou moins graves et une sorte d'état pléthorique de passage qu rouvre les portes à bien des manifestations morbides. C'est enfin de cinquante à cinquante-cinq ans que le fatal cancer apparaît dans les deux sexes. Il choisit le moment où décroît la vitalité nutritive de nos tissus, pour venir semer, parmi les éléments anatomiques, la déviation, la déchéance et la mort...

C'est alors surtout que l'hygiène doit veiller sur la digestion et sur la nutrition ralenties. Or, sans réclamer, comme feu Hanrion de

Pansey, l'admission des cuisiniers à l'Institut, nous croyons que la médecine moderne n'a point fait au régime la place thérapeutique qui lui revient de droit! Nous avons, pour cette raison, cherché à suppléer à cette insuffisance, au cours des chapitres qui précèdent. Chaque diathésique peut, dans nos pages, collationner, à loisir, ses menus.

La période de déclin, ou de sénilité, n'est pas là moins intéressante à étudier chez l'être humain. Le corps perd alors son eau et se dessèche; les artères s'encroûtent, les sécrétions se tarissent, les centres nerveux et les organes des sens s'affaissent, les forces musculaires décroissent. Comme les actions vitales, les réactions morbides s'obscurcissent et s'atrophient. La vieillesse est, par elle-même, une sorte de maladie physiologique. La faiblesse du cœur et l'âge des artères nous rendent compte des congestions et hémorragies, du ramollissement cérébral et de la gangrène sénile, des dilatations variqueuses et anévrismatiques.

La dénutrition de la peau nous explique le prurigo; les lésions du cœur et des reins, les hydropisies; les troubles sécrétoires nous font comprendre la fréquence de l'indigestion, cette redoutable ennemie du vieillard, ainsi que la facilité de la diarrhée, des calculs biliaires et urinaires, et la fragilité du système osseux envahi par l'élément minéral exclusif. La déchéance musculaire nous explique, de même, le catarrhe chronique de la vessie et des bronches, les pneumonies congestives par stases de la circulation, l'engouement progressif des poumons par le mucus asphyxiant, et enfin l'incontinence d'urine, qui rapproche les deux versants, oriental et occidental, de la vie, par une bien cruelle anastomose.

Peu à peu, nos éléments vitaux cessent de combattre pour l'existence; le vieillard n'est que l'effigie de ce qui fut l'homme, et traîne déjà, avec lui, son propre cadavre. La mort ne saurait être, dans ces conditions, qu'une nuance dernière de l'existence, graduellement éteinte. C'est la libératrice; et comme il a raison le grand philosophe (Montesquieu, croyons-nous), qui a écrit cette phrase : « Il faudrait pleurer les hommes à leur naissance, et non à leur mort! »

Voici, en somme, les éphémérides médicales de la vie (*Medical âge*) :

1re année : ictère, érysipèle, diarrhée, vaccination ;

2e année : croup, choléra infantile, convulsions ;

3e année : coqueluche, rhume, rougeole, fièvre gastrique ;

4e année : vers, scarlatine, méningite, variole ;

(A cet âge, la moitié des enfants a déjà succombé.)

7e année : oreillons, angines, laryngites ;

10e année : danse de Saint-Guy, fièvre typhoïde ;

15e année : spermatorrhée, onanisme, chlorose ;

18e année : uréthrite, orchite, épistaxis, migraine ;

20e année : vertigo *a tàbaco et crapulâ*. Syphilis ;

25e à 30e année : mariage, insomnie *propter puellum ;*

30ᵉ à 35ᵉ année : dyspepsie, asthénie, nervosisme, phtisie ;

35ᵉ à 40ᵉ année : pneumonie, pleurésie ;

45ᵉ à 55ᵉ année : lumbago, albuminurie, diabète, presbytie, ataxie ;

55ᵉ à 60ᵉ année : cancer, alopécie, paralysie générale ;

60ᵉ à 70ᵉ année : calvitie, athérome, chute des dents, amnésie, apoplexie ;

70ᵉ à..... : amblyopie, surdité, débilité finale, rhumatisme noueux, cachexie sénile.

Que nous mourions de vieillesse, de maladie aiguë ou chronique, on peut dire, en général, que nous finissons comme nous avons commencé, *sans en avoir conscience :*

« On entre, on crie, et c'est la vie !
On crie, on sort, et c'est la mort ! »

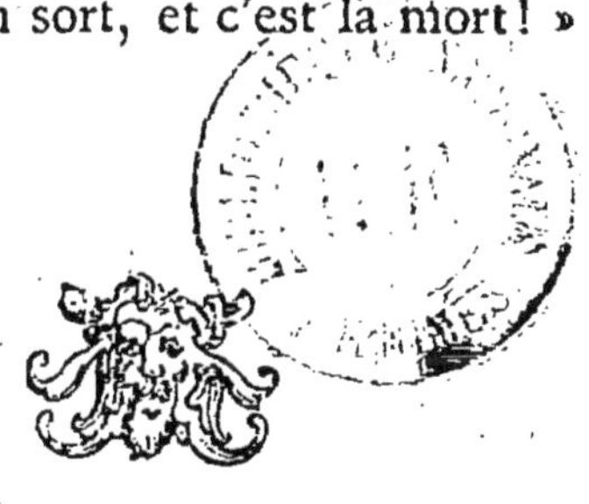

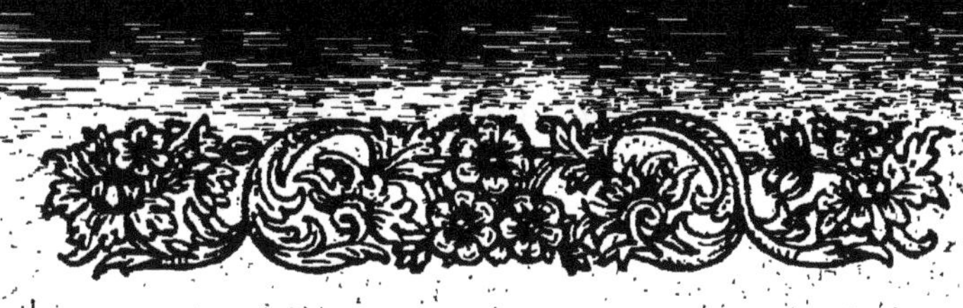

TABLE DES MATIÈRES

SONNET LIMINAIRE, par *Armand Silvestre* V

A NOS LECTEURS VII

TABLE ANALYTIQUE des matières. XI

CHAPITRE I. Comment vivre vieux 1

— II. De l'indigestion. 15

— III. Des maux d'estomac. 23

— IV. De la disposition congestive. — L'hygiène des pléthoriques. . 41

— V. Congestion cérébrale et apoplexie. 48

— VI. De l'arthritisme. — Le rhumatisme et ses modalités 56

— VII. La goutte. 78

— VIII. La gravelle 103

— IX. La migraine. 111

— X. Les affections du cœur 129

— XI. L'angine de poitrine 137

— XII. De l'asthme. 147

CHAPITRE XIII. L'engorgement du foie et les hémorroïdes. 157
— XIV. La jaunisse 167
— XV. Les coliques hépatiques . . . 175
— XVI. L'obésité et son traitement. . 183
— XVII. Le diabète et son traitement. 191
— XVIII. De l'albuminurie. 209
— XIX. Le cancer. 227
— XX. Le lymphatisme 237
— XXI. L'eczéma 245
— XXII. L'urticaire. 266
— XXIII. Les clous 273
— XXIV. Les aphtes 281
— XXV. De l'exercice dans les maladies de richesse 237
— XXVI. Les bains d'étuves 294
— XXVII. La médication par le lait. . . 302
— XXVIII. Le sommeil et l'insomnie. — Hygiène de la nuit. 310
— XXIX. De l'épuisement nerveux . . 325
— XXX. L'hygiène des névropathes . 332
— XXXI. Les empoisonnements volontaires. 340
— XXXII. L'âge et les maladies. . . . 348

ÉVREUX, IMPRIMERIE DE CHARLES HÉRISSEY

DU MÊME AUTEUR

Essai sur la pathogénie des oreillons, thèse de Paris, 1877 (épuisée).

La propreté de l'individu et de la maison, 5e édition (couronné par la Société française d'hygiène, adopté par le Ministère de l'instruction publique (1882); traduit en allemand, italien, espagnol, suédois, turc, arménien, arabe, serbe et polonais).

La crémation, brochure in-18, précédée d'une lettre du Dr de Pietra Santa.

Traitement du diabète, in-8° de 90 pages, couronné par la Société de médecine d'Anvers.

Propos du Docteur, médecine sociale, in-8° de 324 pages, 2e édition, 1885.

Les odeurs du corps humain (un nouveau chapitre de séméiologie), couronné par la Société de médecine pratique, in-16 de 124 pages, 2e édition, 1886 (traductions italienne et anglaise).

Les fièvres en Sologne, brochure de la Société française d'hygiène, précédée d'une lettre du Dr Burdel (de Vierzon) 1887.

Le jeune et les jeuneurs, in-18 jésus de 260 pages (en collaboration avec le D[r] Ph. Maréchal), 1887.

Les maladies épidémiques, hygiène et prévention, in-32 de 175 pages, de la Bibliothèque utile, 1887.

L'hygiène dans la Pologne Russe (Rapport au ministère de l'instruction publique sur la *Wystawa* de Varsovie), 1887.

L'alcoolisme, étude médico-sociale, couronnée en 1888 (préface de Dujardin-Beaumetz), in-18 de 300 pages.

L'hygiène de l'estomac, 4e mille, 1 vol. de 400 p. (O. Doin), préface de Th. de Banville, 1888.

L'hygiène du travail, 1 volume de 300 pages, avec préface d'Yves Guyot. (J. Hetzel, éditeur, 1889.)

La santé par l'exercice, préface de Ph. Daryl, 1 vol. de 200 pages, 1889.

Jean-Jacques Rousseau hygiéniste (dans le livre d'or de Grand-Carteret, 1889).

L'hygiène de la beauté (formulaire cosmétique); préface de Catulle Mendès, 7e mille. 1 volume diamant de 300 pages

Misères nerveuses. 1 vol. de 324 pages. (Ollendorff, éditeur). 1890, 3e édition.

L'hygiène des sexes. 1 vol. de 315 pages; 3e mille, 1891 (préface de Richepin).

Formulaire de médecine pratique, 566 pages, préface du prof. Peter, 1891. (*Soc. d'édit. scientif.*)

ÉVREUX, IMPRIMERIE DE CHARLES HÉRISSEY

www.ingramcontent.com/pod-product-compliance
Ingram Content Group UK Ltd.
Pitfield, Milton Keynes, MK11 3LW, UK
UKHW020301230726
13925UKWH00001B/166